Elisabeth BRETON

Técnicas de reflexo para relaxamento e estimulação das costas

Elisabeth BRETON

Técnicas de reflexo para relaxamento e estimulação das costas

A parte de trás, uma área de armazenamento emocional

ScienciaScripts

Imprint

Any brand names and product names mentioned in this book are subject to trademark, brand or patent protection and are trademarks or registered trademarks of their respective holders. The use of brand names, product names, common names, trade names, product descriptions etc. even without a particular marking in this work is in no way to be construed to mean that such names may be regarded as unrestricted in respect of trademark and brand protection legislation and could thus be used by anyone.

Cover image: www.ingimage.com

This book is a translation from the original published under ISBN 978-620-6-72616-6.

Publisher:
Sciencia Scripts
is a trademark of
Dodo Books Indian Ocean Ltd. and OmniScriptum S.R.L publishing group

120 High Road, East Finchley, London, N2 9ED, United Kingdom
Str. Armeneasca 28/1, office 1, Chisinau MD-2012, Republic of Moldova, Europe
Printed at: see last page
ISBN: 978-620-8-23049-4

TÉCNICAS DE REFLEXO

RELAXAMENTO E ESTIMULAÇÃO DAS COSTAS

A parte de trás, uma área de armazenamento emocional

Dedico este livro aos meus dois professores, Albert Debouté, osteopata em Paris, e Raymond Richard (1942-2011), fundador do *Richard Osteopathic Research Institute* (R.O.R.I) e autor de vários livros, que tive o prazer de conhecer durante os meus estudos de osteopatia em 2007, e que me deram tanto.

Tinham uma grande paixão pela partilha e transmissão de ensinamentos de qualidade, que tenho vindo a aplicar desde então, adaptando certas técnicas de reflexos a massagens que visam o bem-estar e a gestão do stress.

O ano que passei no R.O.R.I. ficará sempre gravado na minha memória! Estas lições enriqueceram a minha visão da profissão de reflexologista e fizeram evoluir muito a minha prática da reflexologia, que descobri em 1998.

Graças a eles, desenvolvi um método específico: "Técnicas reflexas de dermalgia conjuntiva, periosteal e viscerocutânea (contribuição osteopática à reflexologia)® - marca registada no INPI em 23/01/2019, sob o N°4517964.

"Estudar, não para saber mais, mas para saber melhor".
Séneca

ÍNDICE

INTRODUÇÃO...9

PRIMEIRA PARTE: ANATOMIA DO DORSO...15

SEGUNDA PARTE: FISIOLOGIA DO DORSO..42

TERCEIRA PARTE: ZONAS DE REFLEXO DORSAL..65

CONCLUSÃO...96

<u>PREFÁCIO</u>

Tenho o prazer e a honra de participar no prefácio de Elisabeth Breton sobre o tratamento das costas visto pelos olhos de uma reflexologista experiente. Como ela me disse em tom de brincadeira, só lhe restavam as costas... Convido-vos a descobrir a sua visão, a sua experiência e a sua capacidade de sintetizar protocolos claros e práticos. Um método específico destinado a relaxar as tensões locais, mas também as tensões acumuladas ao longo dos anos pelo stress e pelas emoções.

É uma abordagem que complementará a experiência de todos e oferecerá uma abordagem diferente das costas. E, como diz um velho provérbio latino, "coça-me as costas que eu coço as tuas".

Boa leitura.

Joakim VALÉRO

Médico de urgência, especializado na gestão do stress

Autor de "Ma remise en forme en un week-end" - Primeira Edição
Coautor de "Le stress, ça vous parle? Compreender a sua história e os seus mecanismos" - Edition Vie
E "Réflexologie et troubles fonctionnels: Prise en charge et gestion du stress par les techniques reflexes" - publicado por DUNOD

PREÂMBULO

[1]Escrevi o meu primeiro livro sobre "*Reflexologia para a boa forma e o bem-estar*" em 2014, publicado pelas Edições Vie .

Há já algum tempo que andava a pensar em escrever este livro. Animado pelo encorajamento dos meus médicos, pelo desejo de partilhar as minhas experiências e os meus conhecimentos sobre o stress e as perturbações funcionais que lhe estão associadas, e na sequência das minhas publicações anteriores, dediquei finalmente algum tempo a resumir os meus cursos sobre este tema... as costas, essa parte do corpo que absorve tanto stress emocional!

A primeira vez que dei uma conferência sobre as "*Costas, uma zona de armazenamento emocional*" foi em 2004, numa feira de medicina alternativa em Paris. Foi considerada pelos jornalistas e pelo público em geral como a melhor conferência na categoria "corpo/mente".
E agora já passaram 20 anos!

As informações fornecidas neste livro têm um carácter meramente informativo e são o resultado de muitos anos de trabalho.
Não substituem de forma alguma o ensino ministrado no meu Centro de Formação Profissional, nem pretendem substituir uma consulta, um procedimento médico ou uma prescrição de medicamentos.
Não substituem, de forma alguma, o aconselhamento de um médico ou de outro profissional de saúde.

---

[1] Reflexologia para a boa forma e o bem-estar / 978-3-639-68621-0 / 9783639686210 / 3639686217 (editions-vie.com)

AGRADECIMENTOS

Gostaria de agradecer a todos aqueles que, de uma forma ou de outra, contribuíram para a produção deste livro e, em particular, às pessoas que conheci ao longo da minha carreira profissional como reflexologista.

Tive o prazer de os acompanhar em diferentes fases das suas vidas, aliviando as suas tensões e emoções e ajudando-os a sentirem-se melhor e a sentirem-se bem.

Gostaria também de agradecer a todos os profissionais que tive o prazer de formar nestas técnicas. Estou muito contente por ter podido partilhar as minhas experiências com eles e por ter podido proporcionar-lhes novas competências para melhor cuidar das pessoas que se dizem estar sob stress.

Com toda a minha gratidão
Elisabeth Breton

"A saúde é um estado de completo bem-estar físico, mental e social e não apenas a ausência de doença ou enfermidade.[2]

---

[2] Definição de saúde adoptada pela Organização Mundial de Saúde em 1948.

<u>INTRODUÇÃO</u>

O corpo humano é composto por diferentes sistemas ou aparelhos: respiratório, digestivo, cardiovascular, nervoso, linfático, muscular e ósseo.... Em caso de stress, estes sistemas e as suas funções podem ser perturbados, provocando dores e perturbações.

Direta ou indiretamente, a utilização de técnicas de reflexo afecta cada uma destas funções metabólicas, uma vez que a massagem de reflexo reduz consideravelmente os efeitos nocivos do stress.

Um estado de stress surge quando o nosso corpo se sente atacado por uma situação difícil de gerir, seja ela interna ou externa.

O stress é um conjunto de reacções neuro-psicológicas destinadas a manter o equilíbrio face a um agente externo.

O stress pode manifestar-se tanto física como psicologicamente e gera sistematicamente uma hiperfunção do sistema nervoso, que por sua vez está ligado a todos os órgãos e tecidos do corpo. Como o sistema nervoso está intimamente ligado ao sistema hormonal, é desencadeada uma cascata de reacções químicas que conduzem a perturbações evidentes. A perturbação funcional reflecte uma disfunção do organismo.

O termo "perturbação funcional" abrange todos os sintomas que não têm uma causa médica claramente identificada.

Os factores psicológicos, incluindo o stress emocional, podem predispor, precipitar ou agravar as dores de costas. Favorecem o aparecimento da cronicidade e fazem parte dos indicadores psicossociais conhecidos como "bandeiras amarelas".

O stress provoca uma hiperfunção do sistema nervoso e uma hipertonia do sistema músculo-esquelético, nomeadamente nas costas. Esta zona, que está ligada aos dermátomos, é hipersensível à estimulação reflexa.

Quando um músculo está tenso ou enrijecido por stress ou lesão, contrai-se. Esta contração comprime e reduz o fluxo sanguíneo para o músculo. As fibras musculares secas colam-se umas às outras. Em casos mais graves, os resíduos e as toxinas acumulam-se nas fibras musculares e desenvolvem pontos de tensão ou "*nós*", que se assemelham a pedras duras alojadas no fundo do músculo. Podem formar-se depósitos de cálcio.

A tensão nervosa e a contração muscular têm um efeito sobre o sistema ósseo, provocando um aumento da dor e uma diminuição da mobilidade. Muitas tensões podem ser causadas por má postura, problemas mecânicos (articulares, músculo-esqueléticos), má vascularização (tecido congestionado) ou stress.

A massagem reflexa relaxa um músculo contraído, aumentando o fluxo sanguíneo e favorecendo a separação das fibras musculares. As toxinas e os resíduos são então expulsos das células e eliminados na urina, nas fezes ou no suor. A melhoria da circulação sanguínea alivia muitas dores e tensões musculares.

As técnicas reflexas aplicadas na massagem reflexa actuam sobre os diferentes níveis de tensão, induzindo um estado de relaxamento muscular, tecidular e emocional e activando uma melhor microcirculação.

A estimulação dos **receptores musculares e ligamentares** das diferentes camadas musculares do dorso, bem como dos diferentes **corpúsculos cutâneos**, conduz ao relaxamento muscular e à secreção de hormonas de bem-estar (endorfina, dopamina, etc.).

As técnicas de reflexo para o tecido conjuntivo das costas têm por objetivo :

> reduzir a hiperatividade simpática nas perturbações funcionais, dores articulares e musculares, etc.

> drenar o tecido conjuntivo e descongestionar a zona localmente (efeito derivado)

> restabelecer e manter o equilíbrio metabólico.

Penso que é muito importante sublinhar que a massagem reflexa de relaxamento e a tensão das costas devida ao stress que abordo neste livro não devem ser confundidas com o tratamento manual de um fisioterapeuta para uma síndrome miofascial dolorosa (SMD). Embora um praticante possa tocar numa zona afetada pela SDM, não a tratará da mesma forma que um fisioterapeuta.

Vários autores descrevem a MDS como uma perturbação funcional, reversível e sobretudo dolorosa do sistema músculo-esquelético.

Caracteriza-se por vários sintomas, sendo o principal a dor miofascial. Esta dor é devida aos pontos de gatilho miofasciais, também conhecidos como Trigger Points. [3]Trata-se de pequenas zonas hipersensíveis no músculo esquelético, localizadas numa ou mais bandas tensas, que provocam dor à palpação e reproduzem os sintomas de dor conhecidos

---

[3] Borg-Stein J, Simons DG. Myofascial pain. Arch Phys Med Rehabil. março de 2002;83:S40-7.

e sentidos pelo doente. [4]O início é muitas vezes insidioso, devido a um stress mecânico e/ou muscular agudo ou crónico.

[e5]Desde o início do século XX, foram publicados numerosos estudos e livros sobre a "massagem de reflexos".

As massagens reflexas são praticadas há muito tempo por quiropráticos, osteopatas e fisioterapeutas.

Em 1930, Franck Chapman, um quiroprático americano, observou que a lentidão do fluxo linfático conduzia a disfunções físicas. Estabeleceu uma série de pontos reflexos linfáticos, cuja estimulação melhorava a saúde dos seus pacientes.

George Goodheart, um quiroprático mais conhecido pelo seu trabalho em cinesiologia aplicada nos anos 60, levou a sua investigação mais longe e associou os pontos Chapman aos músculos. Observou que a estimulação dos pontos Chapman permitia fortalecer ou relaxar um músculo.

No seu livro "*Health through Touch*", o quiroprático americano John Thie chama aos pontos de Chapman "*pontos reflexos neurolinfáticos*" e mapeia-os no corpo.

Vários médicos alemães contribuíram para o desenvolvimento dos trabalhos sobre o tecido conjuntivo, nomeadamente :

---

[4] "Le traitement manuel du Syndrome Myofascial Douloureux à travers la littérature", dissertação de Mathilde VAUTRIN memoires.kine-nancy.eu/vautrin2017.pdf
[5] "Reflexologia para a boa forma e o bem-estar", E.Breton, Edições Vie (2014)

Wolfgang Kohlrausch, autor de várias obras sobre as zonas reflexas: "*Les rapports réciproques réflexes entre les organes internes et les muscles squelettiques et leur usage thérapeutique*" (1937). *"Zonas reflexas da pele, do tecido subcutâneo e dos músculos*" (1953). *"Fundamentos da massagem das zonas reflexas*" (1956). *"Massagem das zonas reflexas na musculatura e no tecido conjuntivo"* (1961).

Teirich-Leube, autor de "*Massagem das zonas reflexas do tecido conjuntivo nas doenças reumáticas e nas doenças dos órgãos* internos" (1952).

Elisabeth Dicke, uma fisioterapeuta alemã, publicou "*A minha massagem do tecido conjuntivo"* em 1958.

Em França, o osteopata Raymond Richard (1942-2011), autor de 12 livros traduzidos em várias línguas, entre os quais o manual "*Techniques réflexes conjonctives, périostées et dermalgies viscéro-cutanées"* publicado em 2001, apresenta um estudo sintético do tecido conjuntivo, baseado em investigações de autores alemães e austríacos.

Tive a honra de o conhecer e de aprender algumas técnicas de reflexo que pude depois adaptar à massagem de reflexologia com a sua autorização.[6]

A massagem de reflexos de relaxamento não pode, de forma alguma, ser equiparada a cuidados médicos, fisioterapia ou osteopatia.
Promove o bem-estar através do relaxamento físico e do alívio do stress.

---

[6] Réflexologia e problemas funcionais - Controlo e gestão do stress através das técnicas reflexas - Livro e ebook Terapias complementares de Elisabeth Breton - Dunod

"Cada gesto é uma palavra do corpo cujas frases são posturas. "
Joseph **Messinger**

Para melhor abordar a massagem reflexa das costas, é essencial e necessário adquirir um conhecimento básico de anatomia e fisiologia, para melhor compreender o funcionamento do nosso corpo, os nossos sistemas, as suas interações e eventuais perturbações.

A anatomia (da palavra grega *anatomé* que significa "dissecar") é o estudo da estrutura das diferentes partes do corpo e das suas inter-relações.

A fisiologia (das palavras gregas *phusis*, "natureza" e *logos*, "ciência") estuda o funcionamento "dinâmico" do corpo humano, desde o nível da organização química até ao do organismo.

A patologia estuda os disfuncionamentos das estruturas anatómicas e dos mecanismos fisiológicos, que estão na origem das inúmeras doenças que podem afetar o bom funcionamento do organismo humano.

As perturbações funcionais são sintomas que não têm uma causa médica claramente identificada.

A manutenção da vida depende do correto funcionamento sinérgico de onze sistemas: cardiovascular, endócrino, nervoso, respiratório, digestivo, tegumentar, muscular, ósseo, urinário, linfático e genital. Estes sistemas trabalham em estreita colaboração para assegurar as principais funções da vida.

Existe uma relativa "estabilidade interna", que responde às variações incessantes do ambiente externo. O termo "homeostase" define esta estabilidade do ambiente interno.

[7][8]Inicialmente definido por Claude Bernard no século XIX e depois desenvolvido por Walter Bradfort Cannon no início do século XX, o termo *homeostase* deriva do grego *hómoios*, "semelhante", e *stásis*, "lugar onde algo se encontra".

No que diz respeito à massagem dos reflexos, eu utilizaria o termo "equilíbrio" para descrever a adaptação e a autorregulação dos reflexos.

Considerando que a saúde humana está intimamente ligada ao seu ambiente, o domínio da prevenção e da gestão do stress tem o cuidado de detetar os factores de stress externos, que são as principais causas de muitas doenças. A saúde é um estado de equilíbrio entre o corpo físico e a mente, e entre o ser humano e o seu ambiente natural e social. Estar de boa saúde não é apenas estar livre de doenças, mas também ser capaz de adquirir os recursos que proporcionam uma sensação de bem-estar e vitalidade, e desfrutar de uma qualidade de vida óptima. Significa aprender a respeitar as condições de vida ideais para evitar doenças (higiene, prevenção), limitando os factores de stress ambiental.

[9][10]As recomendações sobre a forma de ter em conta o stress no apoio às pessoas provêm de sociedades científicas como a Organização Mundial de Saúde ou a Autoridade Nacional de Saúde francesa (HAS).

---

[7] Claude Bernard, *Introdução ao estudo da medicina experimental*, 1865
[8] Walter Cannon, *The Wisdom of the Body*, 1932, p. 177-201
[9] Recomendação da OMS: www.who.int/fr/publications-detail.
[10] Recomendação HAS: www.has-sante.fr

O relaxamento e a reflexologia inserem-se no âmbito da prevenção, da saúde sustentável e do bem-estar pessoal.

O sistema músculo-esquelético do dorso

Três sistemas distintos - **o esqueleto, os músculos e os nervos** - são necessários para que as costas desempenhem corretamente o seu papel. Basta que um destes sistemas seja afetado para provocar dores e uma rigidez incapacitante. As dores nas costas são muitas vezes causadas pela forma como nos sentamos, ficamos de pé ou andamos. A postura é um problema altamente individual.

Considerada "a doença do século", a dor de costas afecta muitas pessoas em França e no mundo. De acordo com os dados da Assurance Maladie, as perturbações músculo-esqueléticas representam cerca de 90% das doenças profissionais em França e as dores de costas são responsáveis por 20% dos acidentes de trabalho.

[11]Os resultados de um inquérito realizado em França em novembro de 2023 pela Statista's Consumer Insights mostram que a dor nas costas é, juntamente com a dor de cabeça, a dor física mais comum entre os adultos franceses.

A dor é o sistema de alarme do corpo. No entanto, por vezes, a dor parece ter origem numa parte do corpo diferente da fonte da dor. Uma grande percentagem de doenças músculo-esqueléticas (DME) deve-se a uma má "adaptação" à tensão nervosa e ao stress.

As "*zonas ou pontos endurecidos*" são pequenas regiões do músculo que permanecem cronicamente contraídas, podendo surgir após uma lesão, maus hábitos posturais ou mesmo na sequência de um estado de ansiedade ou de forte emoção. As fibras musculares ficam então num

---

[11] Gráfico: Dores de costas: a "doença do século" | Statista

estado de espasmo permanente e, muitas vezes, irradiam a dor para zonas distantes.

Em alguns casos, o stress físico e emocional é tão intenso que pode ocorrer "**miogelose**".

Este termo apareceu nos relatos de Max Lange em 1931. [12]Ele utilizou o termo "miogelose" para descrever o "endurecimento muscular", com a ideia de que a proteína muscular "gelifica". A hipótese era que a contração muscular se devia à gelificação coloidal da substância muscular. Durante muito tempo, o termo "miogelose" foi associado a pontos de gatilho na literatura alemã.

[13]A primeira vez que ouvi falar de "miogeloses" foi na Sérvia, no spa Banja Koviljaca, com o qual tinha uma parceria. A reflexologia é uma disciplina reconhecida e está integrada no seu sistema de saúde.
[14]De 2006 a 2011, organizei várias viagens para a minha associação "La Fontaine du Bien-être", para os meus clientes e profissionais. Discutimos diferentes práticas com a equipa médica e os profissionais de saúde no seu SPA médico, onde também beneficiamos de curas de bem-estar. A sua abordagem é muito holística.
A palavra holística vem do grego holos que significa todo, inteiro. Assim, a abordagem holística consiste em ter em conta uma pessoa como um todo, em vez de a olhar de forma compartimentada.

Aprendi muito com eles e isso levou-me a querer formar-me em osteopatia. Foi o que fiz em 2007, quando me inscrevi no curso de

[12] Lange M. Die Muskelhärten (Myogelosen). Munique: J.F. Lehmann's Verlag; 1931
[13] Bolnica específica Banja Koviljača (banjakoviljaca.rs)
[14] La Fontaine du Bien-Être - Associação de profissionais de reflexologia (fontainedubienetre.fr)

Técnicas de Reflexo no R.O.R.I. (Richard Osteopathic Research Institute).

Muitas pessoas sentem desconforto ou dores nas costas que podem ser desencadeadas por uma contratura muscular crónica na mandíbula, no pescoço ou nos ombros, em resultado de uma tensão relacionada com o stress, da qual não têm qualquer consciência. Neste tipo de reação, o ponto de gatilho permanece "silencioso" até ser revelado pela massagem reflexa.

As dores de costas têm uma grande variedade de causas (físicas, orgânicas, genéticas, emocionais).

Hoje em dia, os problemas de saúde estão muitas vezes ligados ao **stress.** Uma pessoa bem descansada sofre menos de cansaço e fadiga e é menos sensível ao stress. O stress é também um fator importante no aparecimento ou na amplificação da dor.

Saber "gerir" o stress, nomeadamente através de exercícios de relaxamento baseados na respiração e no relaxamento muscular, pode, em certos casos, quebrar o círculo vicioso *"stress-tensão muscular-dor"*.

A dor nas costas projectada também pode ser causada por :
- Problemas pulmonares
- Problemas cardíacos
- Problemas renais (pedras nos rins)
- Problemas de bexiga
- Problemas ginecológicos
- Inflamação do pâncreas

- Uma úlcera do duodeno ou do estômago

As dores nas costas podem ser causadas por uma série de acontecimentos. As vértebras podem fraturar-se na sequência de um golpe violento (acidente, queda). Os músculos podem contrair-se ou mesmo romper-se devido a um esforço excessivo. Outras lesões podem resultar de anos de trabalho manual. As costas podem também ser afectadas por uma doença degenerativa, um problema neurológico, uma deformação óssea ou simplesmente ser enfraquecidas durante o crescimento. As dores nas costas podem também ser sintomáticas de muitos outros problemas.

O stress é uma fonte diária que afecta o sistema neuro-músculo-esquelético. As preocupações diárias, a má postura e os traumatismos repetidos são factores que enfraquecem as costas, criando tensões e dores de vários tipos (pescoço, região entre as omoplatas, região lombar). Inicialmente temporárias, as dores podem tornar-se crónicas.

ATENÇÃO: O profissional deve ter a certeza de que a tensão nas costas é causada pelo stress enquanto perturbação funcional. Em caso de dúvida, o profissional deve abster-se de tratar o problema e encorajar o paciente a consultar um profissional de saúde (médico, fisioterapeuta, osteopata, etc.).

Por vezes, recusei-me a fazer uma massagem de reflexos nas costas se notasse que a pessoa apresentava sinais de rigidez excessiva (no pescoço, por exemplo, ou noutro local), sobretudo se não tivesse consultado previamente um médico e não tivesse feito quaisquer exames (radiografias, etc.). Num caso semelhante, sugeri ao paciente a reflexologia podal, enquanto aguardava os resultados para excluir qualquer dúvida ou eventual contraindicação à massagem reflexa das costas. Neste caso particular, a pessoa seguiu o meu conselho e informou-me, alguns dias depois da nossa conversa, que tinha feito uma consulta e uma radiografia que revelaram uma hérnia discal cervical, o que poderia explicar a rigidez do seu pescoço e a falta de mobilidade das suas vértebras cervicais.

Deve ter-se sempre muito cuidado quando se trata de massagens reflexas do corpo, especialmente das costas, mesmo que o seu objetivo seja simplesmente relaxar o corpo.

A coluna vertebral ou ráquis

O esqueleto humano é composto por mais de **206 ossos**, mais de metade dos quais estão localizados nas mãos e nos pés.

O osso é um tecido vivo e esponjoso, um tecido conjuntivo "duro".

Os osteoblastos são as células produtoras de osso.

Os osteoclastos destroem (ou reabsorvem) o osso, permitindo-lhe manter a sua forma e qualidades mecânicas.

Os osteoblastos e os osteoclastos asseguram a remodelação óssea contínua.

A coluna vertebral, parte fundamental da organização arquitetónica do corpo humano, é um todo vivo que responde e se adapta às diferentes necessidades da vida.

A coluna vertebral está sujeita aos constrangimentos da gravidade. O centro de gravidade do ser humano situa-se à volta do umbigo. A gravidade obriga os músculos das costas a contraírem-se constantemente. Desta forma, as vértebras estão constantemente a adaptar-se para escapar aos constrangimentos da gravidade.

A coluna vertebral, também conhecida como ráquis, é constituída por trinta e três partes ósseas ou vértebras. Estas vértebras têm certas caraterísticas em comum e outras que variam consoante a sua localização.

Estas partes são mantidas juntas pela estrutura elástica e pelo tónus fisiológico dos pequenos músculos e ligamentos que as mantêm unidas.

Todo o sistema, que é altamente flexível, é controlado por centros nervosos na medula espinal, que viaja até ao cérebro ao longo do canal vertebral no centro da coluna vertebral, onde está protegido.

Composição da coluna vertebral :

A. **Cervical: 7 vértebras** que permitem o movimento da cabeça e do pescoço.

B. **Curvatura dorsal: 12 vértebras** que permitem os movimentos de torção do tronco. As costelas estão ligadas às facetas costais.

C. **Curvatura lombar: 5 vértebras** que permitem movimentos de flexão e de torção.

D. **Curvatura sacral: 5 vértebras fundidas**; sustentam a coluna vertebral e estão ligadas à bacia.

E. **Cóccix: 4 vértebras fundidas**, restos de uma cauda.

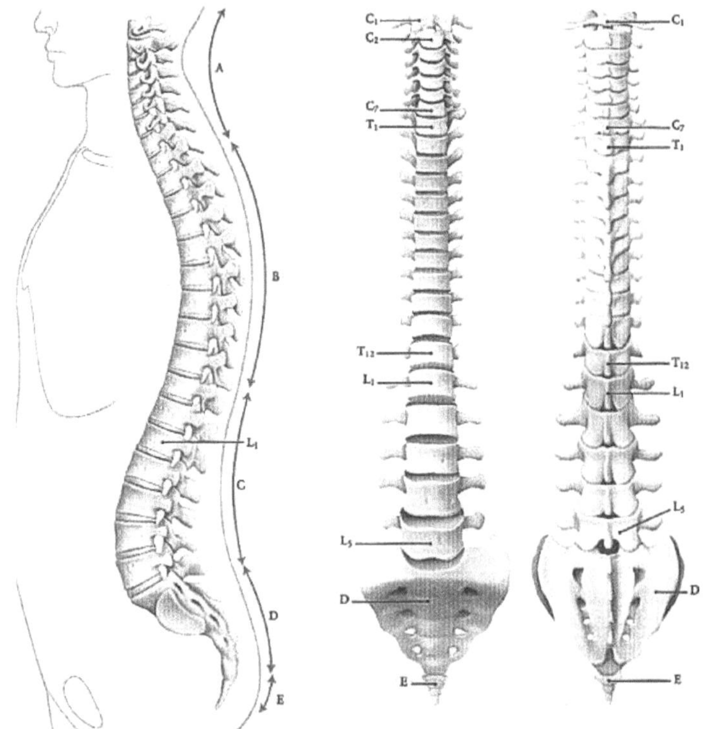

Instituto de Desenho R.O.R.I.

As vértebras sobrepõem-se para formar o canal raquidiano, no qual desce a medula espinal.

Cada vértebra tem duas partes principais: **o corpo vertebral** sólido na frente e o **arco posterior na parte** de trás, que protege a medula espinal.

As vértebras estão ligadas entre si e separadas por **discos intervertebrais.** São mantidas no seu lugar por ligamentos e músculos. Entre cada vértebra existe um **disco fibroso** que confere à coluna vertebral a sua flexibilidade e mobilidade. O disco intervertebral é constituído por cartilagem que absorve os choques.

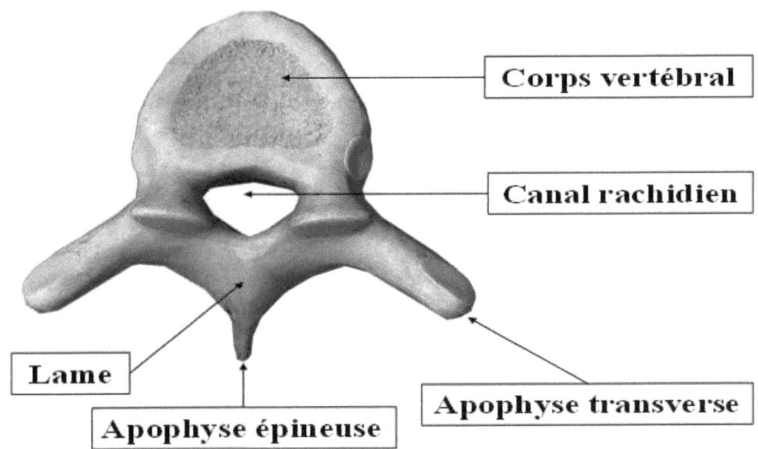

Fonte Corpo visível

A coluna vertebral humana tem 23 discos intervertebrais.

Este disco amortecedor tem um núcleo gelatinoso no seu centro, chamado *núcleo pulposo*, e está rodeado por um anel fibroso que impede que o disco deslize em direção ao canal espinal e restrinja a passagem do nervo espinal.

O disco que separa a 5ª ou última vértebra lombar da 1ª vértebra do sacro é o mais frágil. Esta fragilidade é agravada pelo trabalho, pelo desporto, pelo esforço imprudente, pela idade ou pela ausência de músculos tónicos. Este disco dilata-se mais na parte posterior do que na parte anterior sob o efeito da carga mecânica que suporta.

Em menor grau, mas pelas mesmas razões, os discos entre o 5 e o 4 ou entre o 4 e o 3 V. Lombar também se tornam mais finos. Para não danificar as vértebras, é necessário manter uma postura direita, desenvolver os músculos das costas e abdominais e evitar levantar objectos demasiado pesados.

Papel importante de certas vértebras :

> **T12 ou D12** = vértebra da charneira dorsolombar É uma vértebra de transição. Esta dobradiça dorsolombar acumula numerosas compensações. Foi construída para a flexão-extensão, é muito sensível à rotação e não tem qualquer proteção contra a translação lateral.

> **L3** = é a única vértebra com placas vertebrais paralelas; é a base que suporta toda a coluna vertebral.
> Actua como um intermediário muscular entre a coluna ilíaca e a coluna torácica. Isto explica a frequência das lesões desta vértebra.

Cada vértebra é o ponto de partida de um tendão muscular, um ramo do sistema nervoso central ligado à pele, aos músculos e aos órgãos de uma zona do corpo chamada *metamerus,* e corresponde a gânglios do sistema nervoso simpático que controla as contracções e os relaxamentos.

Qualquer deformação de uma vértebra terá influência, criando uma tensão ou um bloqueio (redução da circulação) na zona vizinha e, por conseguinte, nos nervos e nos músculos.

A pressão constante exercida sobre a coluna vertebral e os músculos das costas torna esta parte do corpo mais frágil.

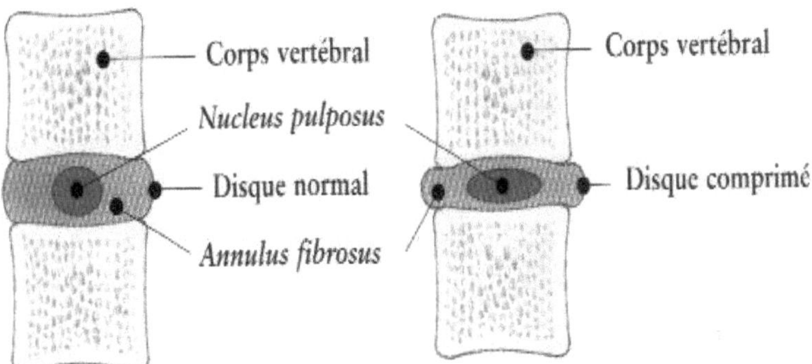

Curso de desenho de osteopatia Instituto R.O.R.I.

A coluna vertebral tem 149 articulações: algumas ligam as vértebras entre si, outras ligam a coluna vertebral a outras partes do esqueleto (base do crânio, costelas, articulações sacroilíacas, articulações da anca).

As articulações do corpo são mantidas juntas e reforçadas pelos ligamentos.

> Ligamentos longitudinais
> Ligamentos intervertebrais
> Os ligamentos iliolombares (ligam as vértebras lombares L4/L5 à crista ilíaca e ao sacro e desempenham um papel importante na proteção dos dois últimos discos lombares).
> Os ligamentos sacro-ilíacos (não fazem parte dos ligamentos da região lombar, mas a sua patologia classifica-os entre as causas de lombalgia)

Se não estivessem apoiadas na estrutura formada pelas articulações, ligamentos e discos, as vértebras da coluna vertebral roçariam dolorosamente umas contra as outras.

As articulações, com as suas dependências ligamentares e musculares, são ricas em **sensores sensoriais**.

Os músculos e os ossos do corpo formam o sistema músculo-esquelético, que dá forma, apoio e permite realizar tarefas mecânicas como andar, falar, manter-se direito ou sentar-se.

Este sistema é sensível à sobreactividade, suscetível a lesões e inflamações e é uma fonte frequente de dor.

As dores músculo-esqueléticas raramente são causadas pelos ossos, exceto se estes estiverem partidos ou em mau estado. A causa da dor encontra-se nos músculos e nos tecidos que os ligam (tendões e ligamentos) e, mais especificamente, nas articulações. As articulações que trabalham muito, como as do pescoço, costas, ancas, braços e pernas, bem como o joelho - a articulação mais complexa do corpo - são provavelmente as principais responsáveis pelo problema.

As duas correias

As cinturas dos membros são os conjuntos ósseos e articulares que fixam os membros ao tronco.

Na parte superior, situada no cimo das costelas, **a cintura escapular** é formada pelo esterno à frente e a meio, pelas duas clavículas à frente e pelas duas omoplatas atrás.

Liga os membros superiores ao tronco. Caracteriza-se pela sua *mobilidade*.

Não está ligado articularmente à coluna vertebral, mas sim à caixa torácica.

Na parte inferior do tronco**, a cintura pélvica**, ou **bacia**, é formada pelo sacro e pelos dois ossos ilíacos.

Liga os membros inferiores ao tronco. As articulações entre estes ossos são pouco móveis, o que lhe confere uma *estabilidade* caraterística.

Esta cintura está ligada ao tronco pela articulação sacro-lombar, que a une à coluna vertebral. Mas é também o local onde os fémures se articulam com o tronco: *a bacia é, assim, um elemento transmissor de pressão*.

Estas pressões são devidas ao peso do corpo e às contra-pressões provenientes do solo através dos membros inferiores.

Os músculos e as fáscias das costas

Uma musculatura poderosa sustenta, contém e une as vértebras, uma acima da outra, para formar o eixo vertebral longitudinal, que é simultaneamente rígido e flexível, capaz de suportar o tronco e assegurar a posição e o equilíbrio.

Os músculos das costas estão dispostos em camadas (ou planos):
- Plano de superfície
- Plano médio (ou intermédio)
- Plano profundo

Plano superior: músculos superficiais, como o elevador da omoplata, o trapézio, o latissimus dorsi e os rombóides.

Por baixo desta camada, encontram-se músculos longos, semelhantes a uma tanga, como o músculo longo dorsal do tórax, que é utilizado para dobrar, endireitar e rodar o tronco.

Plano médio: pequenos músculos serráteis posteriores superiores e posteriores inferiores. A sua ação motora está relacionada com a respiração: elevação das costelas (inspiração) e descida das costelas (expiração).

Plano profundo (são os músculos da calha vertebral): músculos longissimus da cabeça, do pescoço e do tórax, músculos da coluna vertebral (músculos espinhosos, ilio-costais, multífidos), músculo quadrado lombar.

Estes músculos contribuem para a estabilização da coluna vertebral (extensão e inclinação da coluna cervical, torácica e lombar, e extensão do tronco).

A camada mais profunda é constituída por músculos grossos e curtos que ligam cada vértebra aos pares ou, por vezes, cobrem várias vértebras. Acima desta camada, os músculos compridos, em forma de cinta, que se ligam principalmente à parte posterior da bacia, estendem-se em direção à cabeça para se ligarem às costelas e às vértebras.

O relaxamento reflexo das costas relaxa progressivamente estas camadas musculares, desde as camadas superficiais até às camadas profundas. O relaxamento dos tecidos é progressivo.

<u>Os músculos das costas são apoiados pelos músculos abdominais.</u>

O estômago contém músculos abdominais, que estão divididos em vários grupos com funções específicas:

- O reto abdominal: o reto abdominal é um músculo que vai do esterno ao púbis. Tem o aspeto de uma barra de chocolate porque é composto por vários quadrados que, quando se é musculado, podem ser sentidos sob a pele. Este músculo flexiona o tronco.

- O músculo **transverso**: o músculo transverso encontra-se na parte mais profunda do abdómen. Actua durante a contração e permite que o estômago seja puxado para dentro.

- **O grande oblíquo e o pequeno oblíquo**: estes músculos estão localizados na parte lateral do estômago. O oblíquo menor encontra-se por baixo do oblíquo maior. Estes músculos contraem-se e permitem a torção do corpo.

Plan superficiel

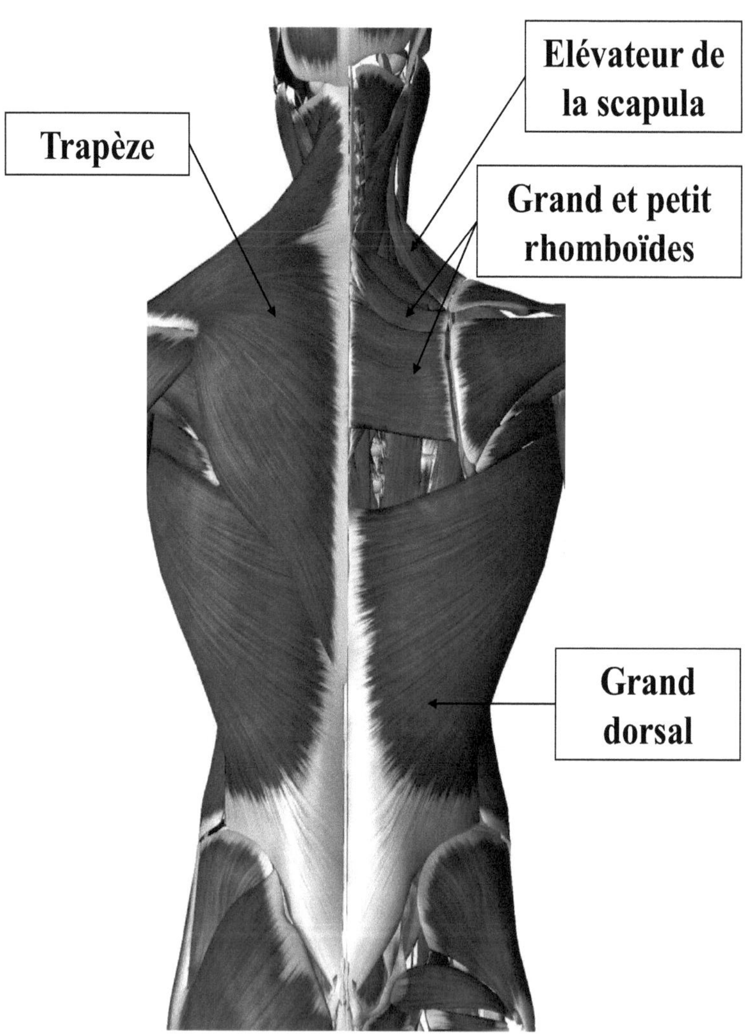

__Muscles superficiels__ : élévateur de la scapula, le trapèze, le grand dorsal et les rhomboïdes.

Plan moyen ou intermédiaire

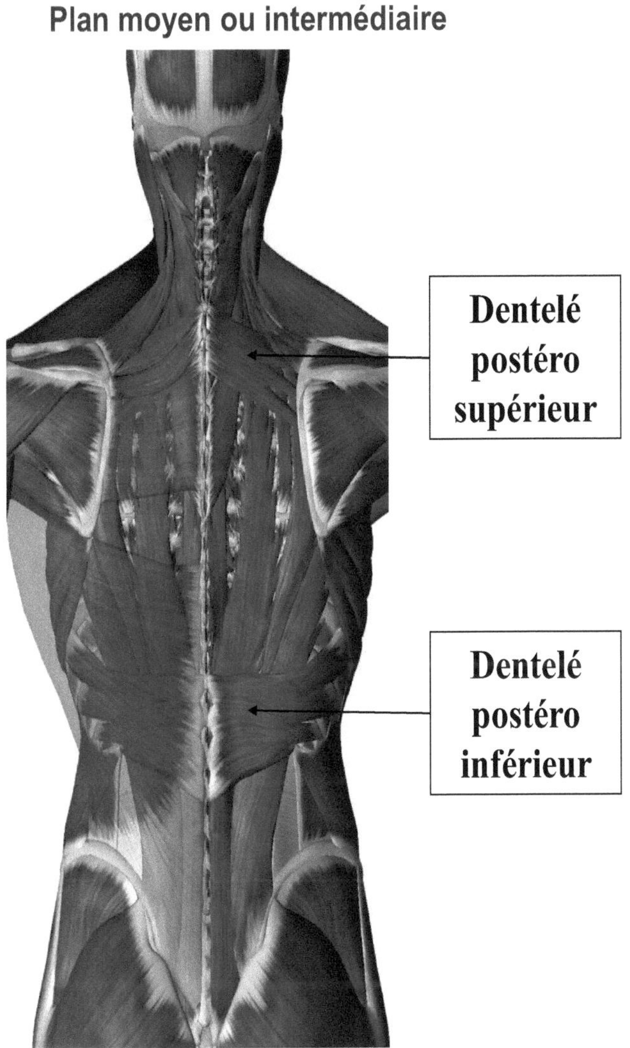

Muscles moyens : muscles petit dentelé postéro supérieur et postéro inférieur.

<u>**Plano profundo**</u>

Músculos profundos: músculos longissimus da cabeça, do pescoço e do tórax, músculos da coluna vertebral (músculos espinhosos, iliocostais, multífidos), músculo quadrado lombar.

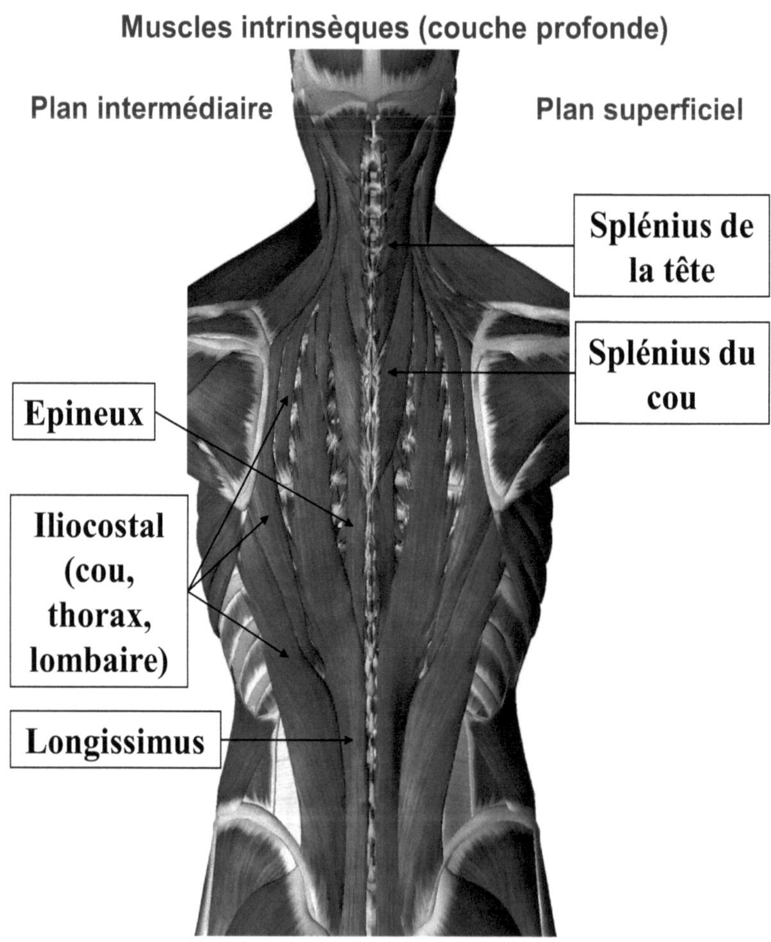

<u>Muscles intermédiaires de la couche profonde</u> **: muscles longissimus, iliocostal (des lombes, du thorax et du cou) et épineux.**

<u>Muscles superficiels de la couche profonde</u> **: splénius de la tête et du cou.**

Muscles intrinsèques (couche profonde)

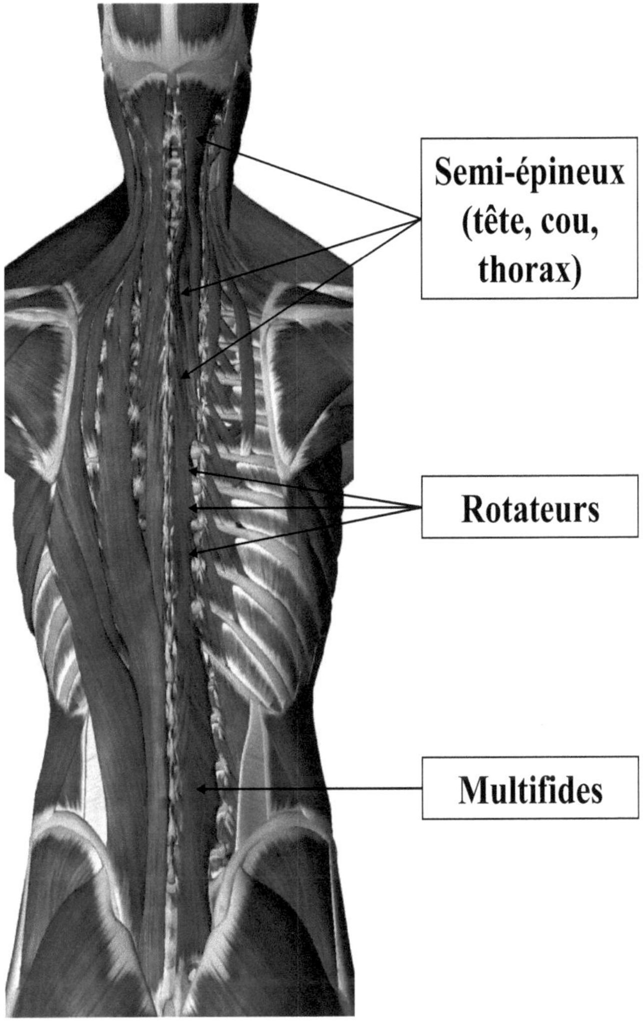

Muscles profonds : Les muscles semi-épineux de la tête, du cou et du thorax, les multifides et les rotateurs.

<u>Tónus muscular</u>

Mesmo em repouso, um músculo permanece ligeiramente contraído: é o fenómeno do tónus muscular, independente da vontade. Este fenómeno envolve os proprioceptores dos músculos e dos tendões. Esta "mini-contração" permanente é devida à ativação de certas unidades motoras, que são depois retomadas por outras enquanto as primeiras "descansam". O tónus muscular não produz qualquer movimento, mas mantém o músculo "acordado", pronto a responder a qualquer estímulo.[15]

<u>Fadiga muscular</u>

A fadiga muscular, após um esforço prolongado ou excessivo, define a incapacidade do músculo de se contrair, apesar de uma estimulação contínua. Está associada a um esgotamento das reservas de trifosfato de adenosina (ATP). O ATP fornece a energia necessária para as reacções químicas do metabolismo, da locomoção e da divisão celular.

<u>Recuperação muscular</u>

Após um esforço muscular, sobretudo se tiver sido feito até à fadiga, o músculo deve recuperar, ou seja, repor as suas reservas de glicogénio, oxigénio (O2) e trifosfato de adenosina (ATP), e metabolizar o excesso de ácido lático.

A recuperação muscular corresponde ao pagamento da dívida de oxigénio e à reposição das reservas de ATP.

A massagem reflexa das costas tem múltiplos efeitos benéficos para a recuperação e o restabelecimento dos reflexos tecidulares e musculares.

---

[15] *"Le corps humain pour les nuls"* Dr. P. Gepner, Primeira edição, 2009.

As fachadas das costas

A fáscia é uma membrana fibrosa que cobre ou envolve uma estrutura anatómica. É um tecido conjuntivo denso, muito rico em fibras de colagénio, que forma uma espécie de bainha.

<u>Esta membrana fibrosa forma uma rede complexa que</u> :

- Envolve e separa os músculos

- Fornece bainhas para nervos e tendões

- Forma ou reforça os ligamentos à volta das articulações

- Envelope para vários órgãos e glândulas

- Unir todas as estruturas.

Eis algumas das fachadas da parte de trás:

1.   <u>Fáscia infra-espinhosa </u>(o músculo infra-espinhoso é um músculo da cintura escapular e faz parte da coifa dos rotadores. Em muitas pessoas, está apertado e pode causar dor local que "queima" ao nível da omoplata. A dor pode irradiar para o pescoço, os ombros e o braço).

2.   <u>Fáscia toracolombar </u>(fáscia lombar que cobre os músculos profundos das costas e do tronco. Esta fáscia é essencial para a organização e a função dos diferentes músculos desta região).

3.   <u>Fáscia </u>lombossacra (a fáscia lombossacra é uma grande lâmina em forma de diamante que faz parte da fáscia profunda. Muito desenvolvida na região lombar, é constituída por várias camadas de fibras de colagénio cruzadas que cobrem os músculos do dorso nas regiões torácica e lombar inferiores, antes de se infiltrarem através destes músculos para se ligarem ao sacro).

4.   <u>Fáscia glútea</u> (Fáscia que cobre os músculos médios das nádegas, localizada mais precisamente na crista ilíaca, no sacro e no cóccix, e que se estende para baixo e para a frente através da fáscia femoral).

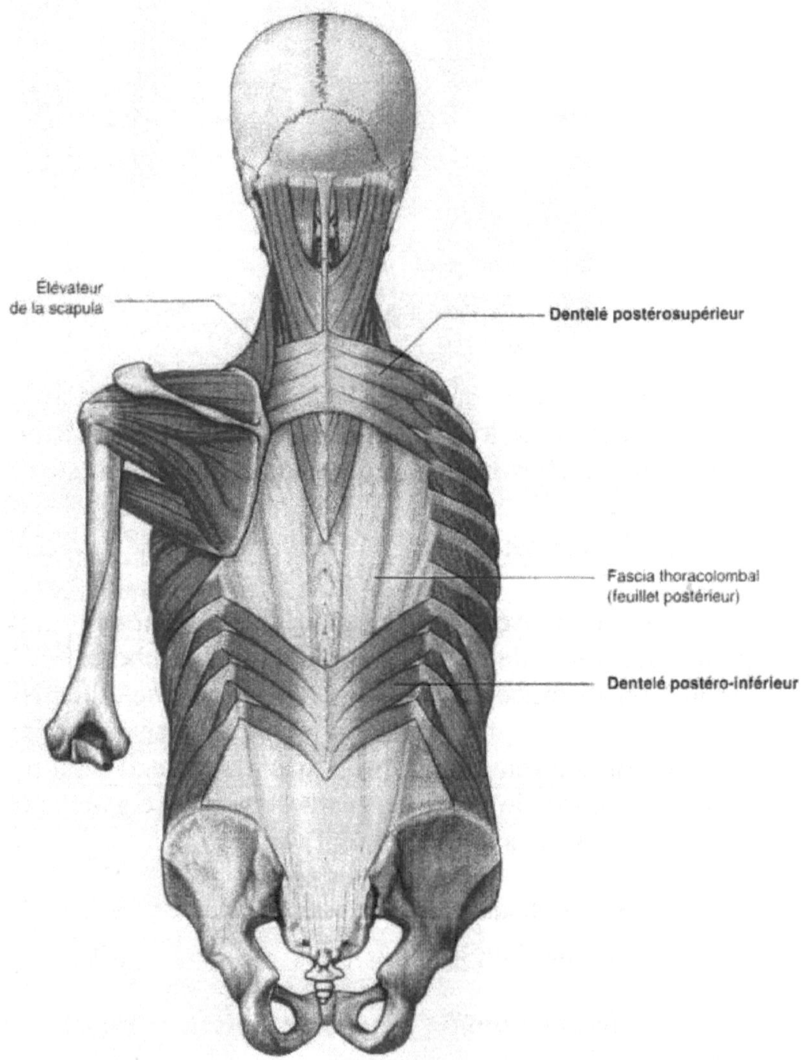

Desenho do Instituto R.O.R.I.

A fáscia, omnipresente no corpo, não só cobre todas as partes anatómicas do organismo, como também é o lugar da animação rítmica que assegura o equilíbrio entre o corpo e a psique.

A deteção da **retração do tecido conjuntivo** requer prática regular e o profissional deve demonstrar sensibilidade tátil, acuidade visual e dosagem.

O tecido conjuntivo é o órgão da forma, que também faz do corpo uma forma plástica. Fisiologicamente, podemos considerar que existe apenas um tecido conjuntivo no corpo, que se divide infinitamente para assegurar a ligação entre todos os tecidos e a sua nutrição. A fáscia forma assim uma verdadeira teia de aranha que permite distribuir e harmonizar as tensões a todo o momento, seja qual for a posição do corpo.
Em latim, fascia significa banda ou faixa. A definição clássica, retirada do dicionário médico Flammarion, é a seguinte *O invólucro fascial de um músculo ou de uma região.*

As fáscias são particularmente sensíveis a qualquer elemento perturbador, como um choque físico ou psicológico, uma acumulação de stress ou uma atividade física intensa. A sua consistência flexível, elástica e fluida torna-se dura, rígida e tensa.

Ao longo do tempo, as fáscias, ao apertarem, podem criar nós, bloqueios e restrições que perturbam o ritmo e a função das estruturas que cobrem, ou mesmo comprimir os nervos ou as artérias que as atravessam.

Quando as fáscias são esticadas, as artérias que as atravessam são parcialmente "estranguladas", o fluxo sanguíneo é abrandado e a energia transportada é menor. Neste caso, os tecidos ou órgãos afectados sofrem e as suas funções ou vitalidade são perturbadas.

A estagnação de fluidos na fáscia deve ser evitada. A irrigação sanguínea depende do sistema nervoso. O stress pode levar a uma vasoconstrição geral; esta reação, que torna a pessoa pálida, é acompanhada por um frio intenso que se estende até às extremidades do osso.

Quaisquer que sejam os movimentos que efectuemos, as nossas fasquias permitem-nos manter a fluidez do movimento graças à sua plasticidade e, por conseguinte, adaptar a deformação proposta sem quebrar.

A reação da fáscia ao stress: tensão, tensão, perda de superfície de deslizamento, aderências, frio (vasoconstrição nos ossos), dessensibilização. A fáscia é um material de memória. O seu comportamento face a uma nova tensão depende da sua história, ou seja, da série de tensões que recebeu no passado.

Com o tempo, a restrição da mobilidade conduz a uma má vascularização, à desidratação do osso e das suturas e a uma forma de calcificação ou densificação. A má irrigação do sistema nervoso conduz a disfunções neurológicas, vasculares, hormonais, psicológicas, etc.

O osso, considerado duro ao tato, é um tecido que reage da mesma forma que o músculo ou a fáscia. Perde a sua flexibilidade e adaptabilidade quando é sujeito a demasiado stress (que pode ser físico ou emocional). Quando usamos as mãos, sentimos que o osso é rígido, seco e denso. Durante a massagem de reflexos, o osso recupera gradualmente a sua maleabilidade (em vez de ser como uma esponja seca, torna-se como uma esponja gorda, flexível e adaptável).

SEGUNDA PARTE: FISIOLOGIA DO DORSO

Nervos

As dores nas costas têm uma grande variedade de causas: os nervos e a medula espinal podem ser danificados, provocando dores fortes nos braços e nas pernas (ciática, nevralgia cervicobraquial ou dor nos braços, fibrose das raízes nervosas, lesão da medula espinal).

O sistema nervoso assemelha-se a uma vasta rede de comunicação em todo o corpo. É constituído por fibras e milhares de milhões de células nervosas ou neurónios, que detectam e processam todas as informações provenientes do exterior ou do interior do corpo.

A cada segundo, quer estejamos acordados ou a dormir, os nervos transportam informações sob a forma de **impulsos eléctricos** de diferentes partes do corpo para o cérebro. É através desta complexa rede de nervos que o cérebro monitoriza e controla todas as funções corporais.

Os impulsos nervosos são transmitidos à célula muscular na junção neuromuscular, que é **uma sinapse**.

Com início na base do cérebro e percorrendo a coluna vertebral através do canal raquidiano, a **medula espinal** é o principal veículo de transmissão das informações do sistema nervoso. Ao longo de todo o seu comprimento, dá origem a nervos que, escapando através dos espaços intervertebrais, se ramificam para formar uma vasta rede.

A medula espinal está protegida pelas meninges e rodeada pelo canal vertebral, um espaço vazio no interior das vértebras. Os nervos espinais, que constituem a maior parte do sistema nervoso periférico, têm origem na medula espinal. As raízes dorsais têm origem na parte posterior, enquanto as raízes ventrais têm origem na parte anterior. Quando deixam as vértebras, os nervos espinais dividem-se em ramos, que depois se ramificam para inervar o corpo.

A medula espinal não percorre todo o comprimento da coluna vertebral, mas parte da primeira vértebra lombar (na base das costas) e continua ao longo do corpo num **feixe de nervos conhecido como** *cauda equina*.

Os nervos dividem-se em duas categorias:
- <u>os nervos motores</u>, que transmitem mensagens do cérebro para os músculos e as glândulas,
- <u>os nervos sensoriais</u>, que enviam informações dos órgãos dos sentidos e da pele para o cérebro.

<u>Existem 31 pares de nervos espinais</u>:
- 8 cervicais (C1 a C8): inervam o pescoço e os membros superiores.
- 12 nervos torácicos (T1 a T12): inervam o tórax e a parte superior do tronco. Os nervos intercostais estão situados entre as costelas.
- 5 lombares (L1 a L5): inervam a cintura.
- 5 sacro (S1 a S5): inervam a parte inferior do corpo.
- 1 coccígeo (Co)
- Nervo ciático

Muitos nervos espinais estão agrupados **em plexos**, redes de nervos espinais que inervam uma região específica.
- **O plexo cervical** inerva o pescoço e a cavidade torácica.

> **O plexo braquial** inerva a cintura escapular e os membros superiores.

> **Os plexos lombar e sacral** inervam a pélvis e os membros inferiores.

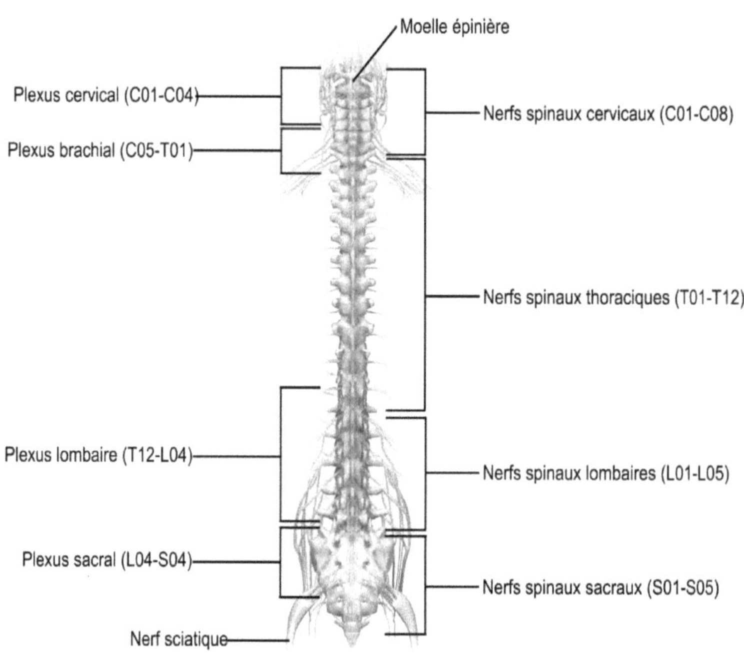

Fonte Corpo visível

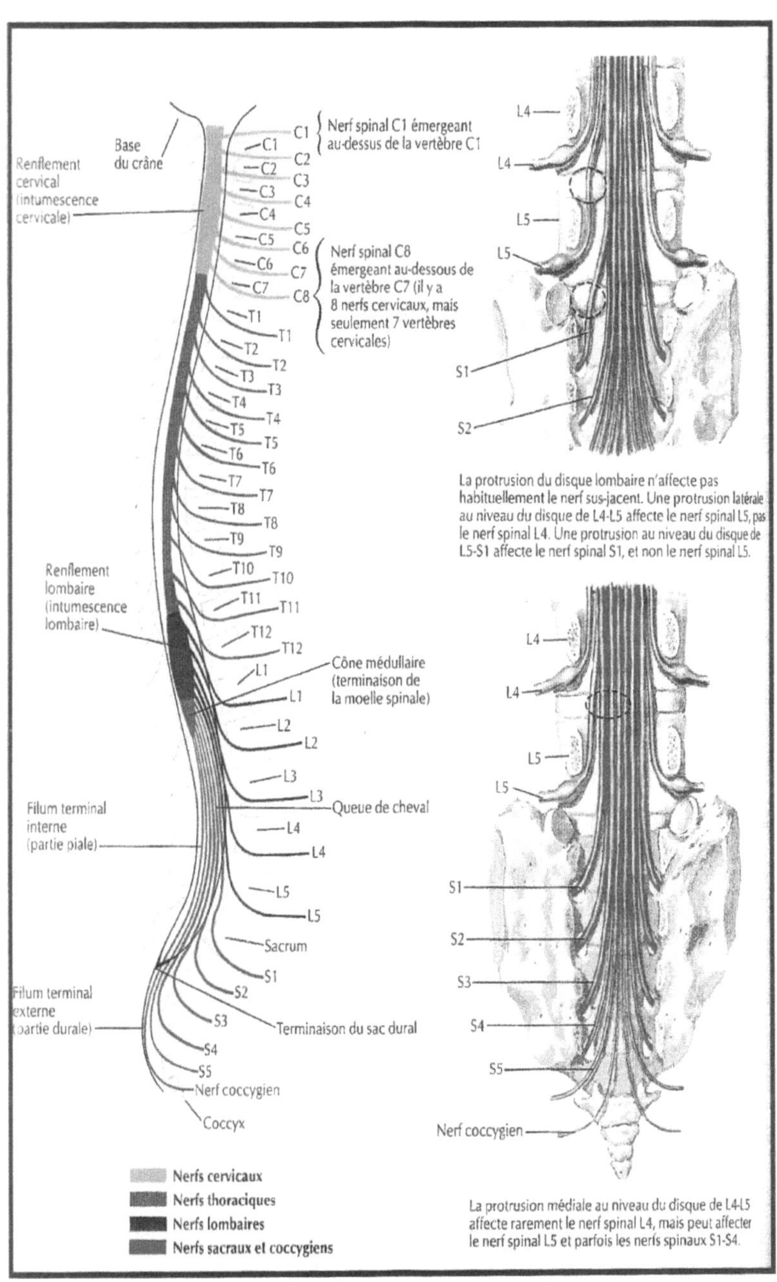

Rácios de raízes nervosas espinais
(Desenho de Institut R.O.R.I)

O sistema neurovegetativo divide-se em dois componentes:

> <u>Sistema nervoso ortossimpático</u>, que adapta as funções vitais à ação.

> <u>Sistema nervoso parassimpático</u>, que assegura a recuperação, a reparação e a regeneração.

<u>O sistema nervoso vegetativo simpático</u>

Estimula as funções do corpo durante períodos de atividade intensa. Os nervos simpáticos têm origem nos segmentos torácico e lombar da medula espinal. As fibras nervosas pré-ganglionares transmitem sinais da medula espinal para os gânglios do tronco simpático. Após a sinapse, transformam-se em fibras pós-ganglionares e transportam os sinais para os seus órgãos-alvo.

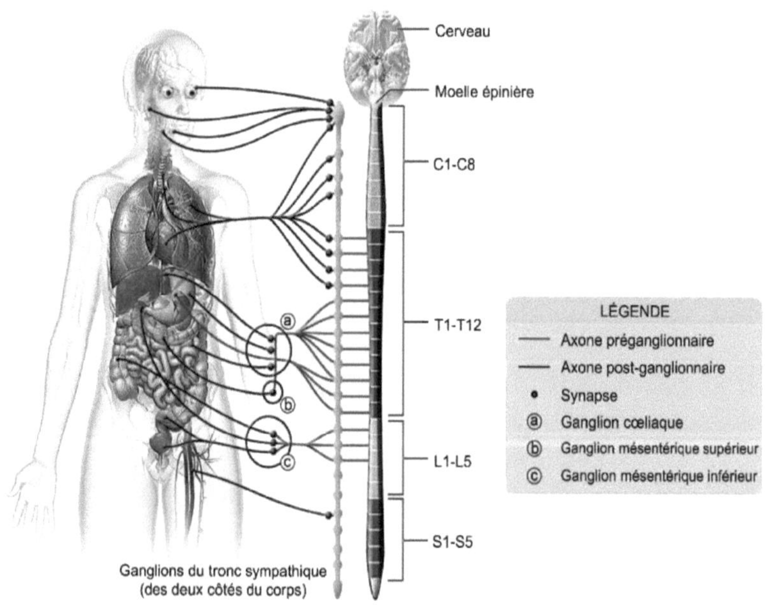

Fonte Corpo visível

O sistema nervoso vegetativo parassimpático

Activam os processos de repouso, como a digestão e a eliminação de resíduos. Os nervos parassimpáticos têm origem no tronco cerebral e na medula espinal sacral. As fibras nervosas pré-ganglionares fazem sinapse com as fibras pós-ganglionares, que transmitem sinais aos seus órgãos-alvo.

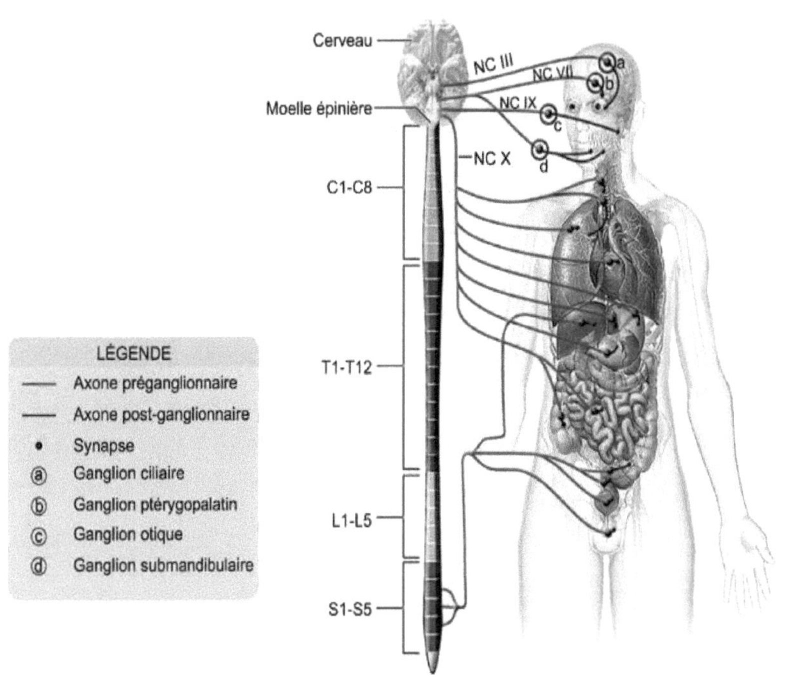

Fonte : Visible Body

As massagens reflexas desencadeiam uma série de **reflexos vegetativos** devido à ação sobre o sistema simpático: náuseas, suores frios, arrepios, tremores, etc. Estes efeitos secundários benignos são de curta duração.

<u>**O sistema nervoso autónomo ou vegetativo é composto por vários níveis:**</u>

a) centros nervosos

b) gânglios linfáticos periféricos (gânglios linfáticos paravertebrais, gânglios linfáticos pré-viscerais e gânglios linfáticos viscerais)

c) e fibras.

a) **Centros nervosos** situados no SNC (sistema nervoso central: cérebro, cerebelo, tronco cerebral, espinal medula).

b) Gânglios linfáticos periféricos

Quando os nervos se juntam para formar feixes à saída da medula espinal, chama-se <u>a isso um gânglio</u>. Vários destes gânglios estão localizados ao longo da parte externa da medula espinal e estão ligados entre si no trajeto nervoso conhecido como tronco nervoso.

<u>O tronco nervoso simpático</u> corre ao longo da coluna vertebral e tem cinco gânglios principais: cervical, celíaco (antigo solar), esplâncnico, mesentérico superior e mesentérico inferior.

> **O gânglio cervical** envia nervos para o coração, a face, o pescoço e o tímpano.

> **O gânglio celíaco** envia nervos para as glândulas supra-renais, o duodeno, os rins, o pâncreas e o estômago.

> **O gânglio esplâncnico** envia nervos para as vísceras.

> **Os gânglios mesentéricos** superior e inferior enviam nervos para os intestinos e para a bexiga e as gónadas, respetivamente.

Os gânglios parassimpáticos estão localizados no cérebro e na medula oblonga: são os gânglios ciliares, ópticos e esfenopalatinos.

<u>Os três níveis de gânglios periféricos</u>:

O primeiro estádio ganglionar compreende a cadeia simpática paravertebral. Esta cadeia situa-se ao lado da coluna vertebral e estende-se desde o final do segmento cervical até ao segmento coccígeo.

Localizado nos lados da coluna vertebral, é constituído por uma série de gânglios interligados em camadas (gânglios <u>paravertebrais</u>) (gânglios simpáticos cervicais, torácicos, lombares e sacrais). É o ponto de passagem obrigatório das fibras simpáticas para as vísceras e as glândulas da cabeça e do pescoço, do tórax, do abdómen e da pélvis, bem como das fibras simpáticas para as regiões somáticas periféricas.

Um segundo nível de <u>gânglios </u>linfáticos é constituído por <u>gânglios pré-viscerais ou plexos</u>.

São menos numerosos do que os gânglios paravertebrais. Assemelham-se mais aos plexos ganglionares do que aos gânglios. São pares e laterais no pescoço (plexos carotídeo, faríngeo, etc.) e na pélvis, mas ímpares e medianos no tórax (plexos cardíaco e pulmonar) e no abdómen (plexos solar e lombo-aórtico).

Os gânglios pré-viscerais estão localizados perto das vísceras. O seu papel consiste em reunir as fibras nervosas simpáticas e parassimpáticas e distribuí-las conjuntamente pelas vísceras próximas (por exemplo, os gânglios celíacos - antigo plexo solar - distribuem as suas fibras pelas vísceras da parte superior do abdómen: fígado, estômago, baço).

Um terceiro estádio linfonodal inclui os <u>gânglios linfáticos viscerais </u>ou terminais localizados na superfície ou na espessura do órgão-alvo.

c) **As fibras** que ligam estes níveis entre si e às vísceras.

Dermátomos

A coluna vertebral está intimamente ligada ao sistema simpático. O dorso é uma zona hipersensível à estimulação reflexa e está ligado aos **dermátomos**.

[16]Em 1898, Sir H. Head descreveu a distribuição do *dermátomo* ou território cutâneo proveniente de uma única raiz posterior e sensível. Descobriu que a dor de origem visceral podia ser sentida na pele.
A infeção, a inflamação local, o espasmo e a distensão dos músculos viscerais conduzem ao sofrimento celular.

O dermátomo é uma área da pele inervada por fibras nervosas sensoriais provenientes de uma única raiz nervosa. Cada nervo espinhal emerge da medula espinhal e ramifica-se para fornecer sensações a áreas específicas do corpo. Os dermátomos estão organizados segmentarmente, seguindo um padrão preciso que corresponde à disposição dos nervos espinhais ao longo da coluna vertebral.

A distribuição dos dermátomos é sistematicamente mapeada em faixas que cobrem todo o corpo. Essas faixas seguem um padrão determinado pela saída dos nervos espinhais da coluna vertebral. Por exemplo, os nervos cervicais inervam a pele do pescoço e dos braços, os nervos torácicos inervam o tronco e os nervos lombares e sacrais inervam as

---

[16] Henry Head - Wikipédia (wikipedia.org)

pernas e os pés. A compreensão desta distribuição é crucial para o diagnóstico de determinadas doenças neurológicas.

"Tudo começa no sistema nervoso central, constituído pelo cérebro e pela espinal medula. [17]A partir da medula espinal, as raízes nervosas posteriores (chamadas nervos espinais) descem até cada vértebra e depois inervam uma zona da pele: são os dermátomos", descreve Xavier Dufour, fisioterapeuta.

Os dermátomos desempenham um papel essencial na transmissão das sensações cutâneas ao sistema nervoso central. Quando um estímulo, como o tato, a dor ou a temperatura, ocorre na pele, os receptores sensoriais desta região enviam sinais através das fibras nervosas sensoriais para o nervo espinal correspondente. O cérebro interpreta estes sinais para percecionar as sensações específicas de cada zona do corpo.

As funções viscerais organizam as melhores condições possíveis para servir o mecanismo músculo-esquelético. Fornecem e distribuem as matérias-primas, incluindo o oxigénio, logo que são consumidas. Este oxigénio, carregado de energia, serve de combustível para a renovação das células.
As substâncias consumidas devem ser rapidamente repostas e os resíduos eliminados para que a química do sangue e a homeostase se mantenham relativamente estáveis. Os músculos são os maiores consumidores de energia e a economia do organismo.

---

[17] Dermátomo: definição, utilidade, auxílio ao diagnóstico (doctissimo.fr)

É o sistema nervoso simpático (ou ortossimpático) e o sistema glandular que são "responsáveis", nomeadamente pela termorregulação, pela adaptação da atividade visceral, circulatória e metabólica às exigências músculo-esqueléticas em cada momento.

As técnicas de reflexo ajudam a libertar a tensão muscular e tecidular, cujos desequilíbrios podem interferir com os impulsos nervosos e a circulação do sangue ou dos fluidos.

Os plexos

Tudo o que tem a ver com os sistemas sensoriais e motores está ligado ao tálamo através do bolbo e da medula espinal.

Tudo o que tem a ver com o grande controlo neuro-hormonal passa pelo sistema simpático, através de retransmissores secundários, como os plexos e a cadeia latero-vertebral, provenientes da hipófise anterior, que recebe fibras do tálamo através do hipotálamo.

Esta organização é controlada e modulada pelo sistema parassimpático e pelos seus gânglios.

A parte periférica do sistema nervoso simpático caracteriza-se pela presença de numerosos plexos.

Plexo: conjunto de nervos ou vasos entrelaçados, agrupamentos ganglionares. Podem ser nervosos, arteriovenosos ou linfáticos. Estes plexos podem ser o local de uma acumulação de tensões internas (físicas ou psíquicas) que dão origem a sensações específicas de mal-estar.

A palavra plexo é emprestada da língua latina e, em anatomia, designa **um entrelaçamento múltiplo de vários ramos nervosos ou sanguíneos** que enviam ramúsculos uns para os outros.

<u>**Os plexos nervosos**</u> aparecem como malhas de formas e tamanhos variados, dependendo do número de fios que se intersectam ou da disposição da área em que estão colocados.

<u>**Os principais plexos são :**</u>

- Plexo coroide, nos ventrículos laterais do cérebro.

- Plexo cervical, nos lados do pescoço.

- Plexo braquial: situado entre o pescoço e a cabeça do úmero, fornece os nervos ao braço.

- O plexo cardíaco, atrás do arco aórtico, é o local onde os nervos cardíacos se entrelaçam.

- Plexos pulmonares, um à frente e outro atrás dos brônquios.

- Plexo solar, na coluna vertebral, na região epigástrica.

- O plexo hepático envolve a artéria hepática e a veia porta.

- Plexo lombar, na região lombar inferior.

- Plexo sacral, à frente e por baixo da sínfise sacro-ilíaca.

O plexo celíaco, abdominal, lombar ou esplâncnico solar é o plexo mais importante do abdómen e constitui o **cérebro vegetativo abdominal.**

<u>**Plexos sanguíneos**</u>: o sistema arterial, tendo atingido os seus limites finais, só pode ser visto sob a forma de plexos com malhas irregulares e apertadas. Existem outros plexos venosos que resultam do entrelaçamento e da anastomose de ramos, como se pode observar nas superfícies dorsais da mão e do pé. O seu objetivo é facilitar a circulação sanguínea nas zonas expostas à compressão.

<u>Ramos eferentes</u> :

Acompanham todos os ramos da aorta abdominal e fornecem o contingente simpático e vagal a todas as vísceras abdominais, sob a forma de <u>plexos secundários</u>:

  - O plexo celíaco (antigo plexo solar)*: divide-se em 3 subplexos:

* Plexo coronário <u>gástrico</u> ou estomacal, destinado ao estômago, seguindo a falsa linha da artéria gástrica.

* Plexo <u>hepático</u>, disposto em 2 planos: anterior (satélite da artéria hepática) e posterior (satélite da veia porta e das vias biliares).

* Plexo <u>esplénico</u>, para o duodeno, o pâncreas, o baço e a curvatura gástrica maior.

  - O plexo diafragmático inferior*: destina-se à cúpula diafragmática, sem seguir as artérias.

  - O plexo suprarrenal: parte da região da artéria celíaca e do gânglio semilunar e converge para a glândula suprarrenal e para a parte superior do ureter. Cobre a extremidade anterior do nervo esplâncnico magno.

- Os plexos renais: estão dispostos peri-arterialmente e anastomosam-se com o plexo mesentérico inferior.

  - O plexo mesentérico superior: destina-se ao pâncreas esquerdo, ao intestino delgado e ao cólon direito.

  - O plexo intermesentérico: corresponde aos filamentos que descem em frente e para os lados da aorta no intervalo entre as artérias mesentéricas. Acompanha a artéria e distribui-se para o cólon esquerdo e o reto.

  - Os plexos espermáticos ou utero-ovarianos: satélites das artérias homónimas, destacam-se da parte inferior do plexo solar. Servem os testículos (homens) e os anexos (mulheres).

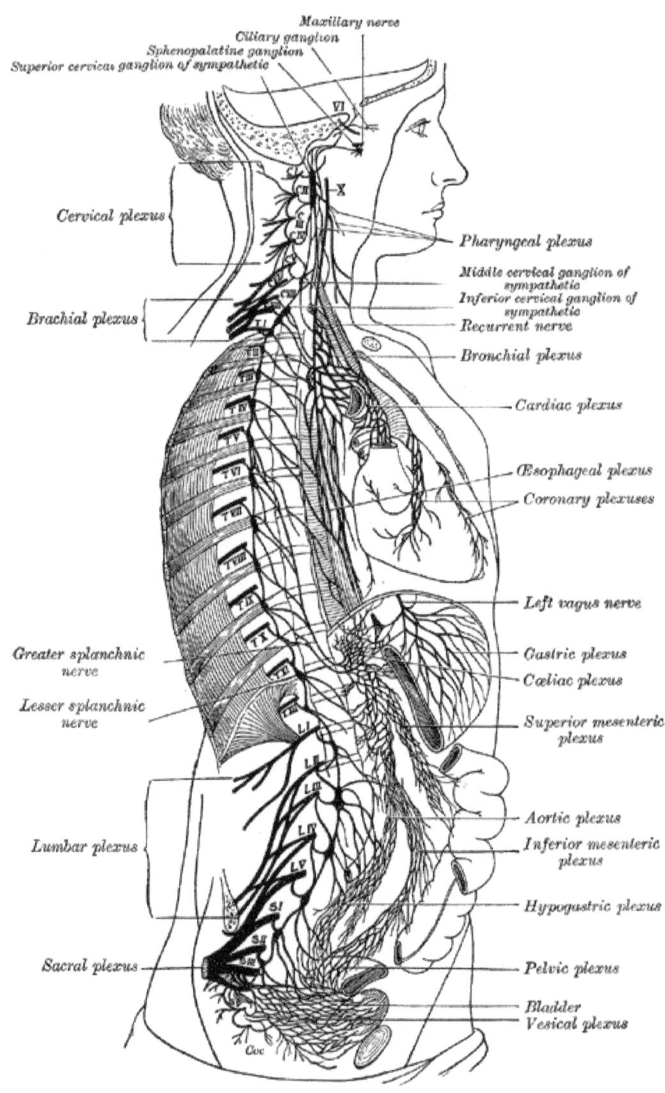

A cadeia simpática direita e as suas ligações com os plexos torácico, abdominal e pélvico (Schwalbe)

A rede linfática

O sistema linfático é um dos sistemas de eliminação de impurezas do organismo. Filtra os resíduos e as bactérias do sangue.

A circulação do sistema linfático depende dos movimentos respiratórios e musculares.

A linfa circula pelo corpo através de uma rede de vasos que correm paralelamente às veias.

Existem quatro tipos:

> capilares

> recipientes colectores

> troncos e

> canais.

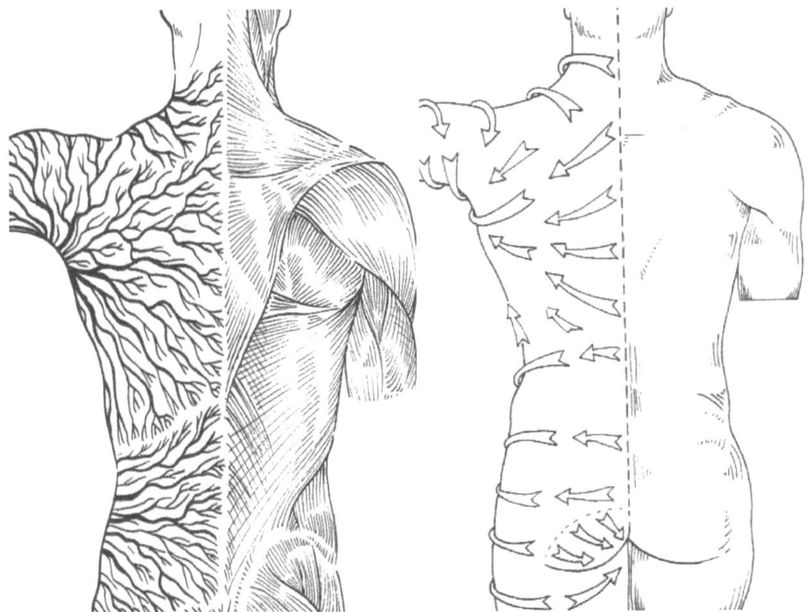

Vias linfáticas do tronco - *Superfície posterior*
Lympho-Energie® - Desenhos de Dominique Jacquemay

A pele

A pele é o invólucro exterior do corpo.

As funções fisiológicas da pele são essenciais: é um órgão de eliminação, um órgão de absorção e um órgão de perceção.

Diretamente ligada ao sistema nervoso, a pele, que contém mais de 720 000 terminações nervosas, transmite sensações e mensagens e é o nosso principal instrumento de perceção do mundo exterior.

As células da pele e do sistema nervoso são originárias da mesma camada do embrião. A nível embriológico, a pele, com os seus **640.000 receptores tácteis** ligados ao cérebro e à espinal medula, tem a mesma origem (ectodérmica) que o tubo neural que mais tarde deu origem ao Sistema Nervoso Central e aos nervos periféricos.

A pele é o órgão do sentido do tato.

Os milhões de receptores situados na pele, nos seus tecidos e nas zonas sensoriais do nosso cérebro permitem-nos perceber as sensações, analisar e interpretar os sinais sob a forma de sensações agradáveis, neutras ou desagradáveis, reconhecer o frio e o calor e reagir à dor ou à pressão.

Assim que colocamos as mãos no corpo, milhares de receptores ganham vida para recolher informação sensorial (neste caso, a pressão através do toque será percebida como um estímulo) e, dependendo do "estímulo", diferentes receptores sensoriais serão excitados.

A pele é constituída por <u>3 camadas sobrepostas</u>: a epiderme, a derme e a hipoderme.

Os receptores do tato, que são de facto terminações nervosas, encontram-se na pele, mais especificamente nas suas duas camadas superficiais: a epiderme e a derme. São particularmente abundantes nas pontas dos dedos, o que nos permite explorar o nosso ambiente através do tato. O tato é um dos nossos cinco sentidos. A sensação do tato é determinada por **corpúsculos**.

<u>Os corpúsculos de Pacini</u>, os maiores (entre 1 e 5 mm), localizam-se nas camadas profundas da derme, nas aponeuroses musculares e no periósteo à volta das articulações. Encontram-se em concentrações muito elevadas nos dedos e nas palmas das mãos. Permitem-nos ter a sensação de pressão (barestesia), quando somos apertados na roupa ou nos sapatos, por exemplo.

<u>Os corpúsculos de Meissner</u> são muito mais pequenos (apenas 0,1 mm). Encontram-se principalmente no interior das mãos (palmas e parte inferior dos dedos) e nas plantas dos pés. Em rigor, estas zonas são a sede do sentido tátil, que permite avaliar as caraterísticas das superfícies do corpo.

<u>Os chamados corpúsculos de Ruffini</u> encontram-se dispersos entre a derme e a epiderme. Indicam-nos a localização exacta de um ponto do corpo estimulado por uma sensação qualquer.

Vários receptores sensoriais na pele desencadeiam **efeitos analgésicos e ansiolíticos**.
A pele também segrega endorfinas. É através delas que o toque pode trazer-nos uma sensação de bem-estar, um efeito calmante, eufórico ou regenerador. As endorfinas são libertadas pelo cérebro (a glândula

pituitária) durante e após a sessão de relaxamento. Uma vez libertadas na corrente sanguínea, são dispersas por todo o corpo, produzindo os seus efeitos benéficos: combate à dor, à fadiga, à ansiedade, à depressão, etc.

O toque envolve também um outro domínio, o da PROPRIEDADE.

A propriocepção permite-nos perceber o nosso corpo e os seus movimentos no espaço, mesmo na ausência de visão. Esta informação, transmitida pelo cérebro, é essencial para manter o equilíbrio, gerir a força e a direção dos nossos movimentos e avaliar a forma de um objeto na mão.

O cerebelo recebe todas as informações do mundo exterior: visuais, auditivas, **tácteis** e as informações do próprio corpo: proprioceptivas, ou seja, cinestésicas (articulações) e musculares (fusos neuromusculares, tendões).
Isto explica o papel essencial desempenhado pelo cerebelo na regulação do equilíbrio postural.
"O equilíbrio é precisamente a função que mantém e restabelece a postura em repouso e durante o movimento, graças a uma distribuição adequada do tónus muscular".
Os reflexos dos músculos posturais são, portanto, coordenados pela ação do cerebelo, que ajusta os diferentes segmentos do corpo uns em relação aos outros, "definindo a posição como um todo através do processamento de informações externas e proprioceptivas".

O termo somestesia pode ser utilizado como sinónimo de sensibilidade. Refere-se à sensibilidade aos diversos estímulos a que o corpo está sujeito - exceto os que têm origem nos órgãos sensoriais - e inclui as sensações **exteroceptivas** (calor, frio, pressão, tato), as sensações **nociceptivas** (dor) e as sensações **proprioceptivas**, ou seja, as que têm origem nos músculos, tendões e articulações.

O sistema propriocetivo está centrado em três estruturas: a espinal medula, os nervos e o cérebro.

A propriocepção permite-nos estar conscientes da posição e dos movimentos de cada parte do corpo em qualquer momento.

Esta sensibilidade divide-se em duas partes principais:

1. **A estestesia** é a sensação da posição dos membros ou dos segmentos do corpo em relação uns aos outros e a informação estática.

2. **A cinestesia** é a sensação de movimento que nos permite localizar as diferentes partes do corpo e avaliar o seu movimento (velocidade e direção).

Cada uma destas duas partes, a estestesia e a cinestesia, tem os seus próprios receptores, **os proprioceptores**, que transmitem informações ao cérebro.

1.   **Tendões**: <u>os fusos neurotendinosos</u>, também designados por órgãos tendinosos de Golgi, estão situados na junção de um tendão e de um músculo. Cada um é formado por uma cápsula de tecido conjuntivo que envolve feixes de fibras de colagénio.

Protegem os tendões e os músculos que lhes estão associados dos danos causados por uma tensão muscular excessiva. Sensíveis à tensão intramuscular, ajudam a regular a rigidez muscular.

2.   **Músculos**: <u>os fusos neuromusculares</u> estão localizados na maioria dos músculos esqueléticos, dispersos entre os miócitos (células musculares) e paralelos a eles. Cada fuso neuromuscular é constituído por 3 a 10 miócitos especializados, envolvidos por uma cápsula de tecido conjuntivo. A parte central destes miócitos contém várias terminações nervosas sensoriais provenientes dos neurónios unipolares circundantes. Esta é a parte recetora dos fusos. Estes medem as alterações do comprimento do músculo e contribuem para o reflexo de estiramento.

3.   **Articulações**: <u>receptores cinestésicos</u> (órgãos de Ruffini, Golgi e Paccini). Localizam-se no interior e à volta das cápsulas articulares das articulações sinoviais (a maioria das articulações do corpo humano). Os corpúsculos de Ruffini e as terminações nervosas livres reagem à pressão; os corpúsculos de Paccini reagem à aceleração e à desaceleração das articulações durante o movimento.

4.   **Receptores vestibulares**: as células ciliadas do ouvido interno desempenham igualmente um papel na propriocepção. Detectam a aceleração angular dos movimentos de rotação da cabeça e assinalam a aceleração linear, vertical ou horizontal da cabeça e as suas variações.

Todos estes reflexos (muscular, tecidular, vascular, visceral, emocional) modulam as nossas percepções durante as massagens reflexas.
O cérebro dirige as funções internas do nosso corpo. Tece ligações e circuitos e integra impulsos sensoriais e informações para desenvolver percepções, pensamentos e memórias.

O cérebro permite-nos ter consciência de nós próprios e dá-nos a capacidade de nos expressarmos e de nos movimentarmos no nosso ambiente externo.

Ao induzir um estado de relaxamento cerebral, o eixo de vigilância é reduzido; o sistema simpático fica menos ativo e a atividade cerebral é reduzida, o que leva a uma diminuição das ondas beta. O cérebro já não precisa tanto de impulsos nervosos para manter um estado de alerta. Os impulsos nervosos gerados pelos nossos estímulos são recolhidos nos ramos do sistema nervoso autónomo. Este regula as funções vitais dos nossos órgãos e glândulas. É assim que funciona a regulação dos reflexos coordenada pelo sistema nervoso autónomo.

Durante a sessão, há uma **reorganização neuronal**, permitindo um ajuste ou reequilíbrio entre os reflexos simpáticos e parassimpáticos. Há uma espécie de inteligência de sobrevivência no metabolismo que reorganiza os ritmos, os fluidos, os movimentos e a intensidade dos reflexos dos nossos órgãos e glândulas. Se, para a sobrevivência do metabolismo, o sistema nervoso autónomo considerar que um órgão ou uma glândula precisa de reduzir ou aumentar o seu potencial reflexo, então coordenará os reflexos simpáticos ou parassimpáticos de uma forma muito coerente e estruturada, de acordo com as necessidades do órgão ou da glândula, a fim de manter o equilíbrio e a sobrevivência do metabolismo.

Mas este processo é operacional se o relaxamento cerebral tiver sido previamente induzido de forma adequada (a descida do eixo de vigilância).

Por outro lado, se o eixo de vigilância estiver presente durante a sessão, a tensão no corpo (sistema neuro-músculo-esquelético) impedirá esta reorganização neuronal do sistema neuro-vegetativo.

O impacto sobre os reflexos neurovegetativos será menor e a recuperação será menos operacional.

TERCEIRA PARTE: ZONAS DE REFLEXO DORSAL

Zonas reflexas nas costas ligadas aos sistemas

O dorso está dividido em três partes principais: topo, meio e fundo.

1. O TOPO DAS COSTAS está relacionado com: o sistema nervoso, o sistema endócrino, o sistema cardiovascular, o sistema respiratório e o sistema linfático.

Fisicamente: o músculo esternocleidomastóideo, o músculo esplénio da cabeça e do pescoço, o músculo elevador do ombro, o músculo deltoide, o músculo trapézio, o tendão do trapézio.

Ligado ao eixo da vigilância e aos circuitos neuro-hormonais.

2. O AMBIENTE DORSAL está relacionado com: o sistema cardiovascular, o sistema respiratório, o sistema digestivo e o sistema linfático.

Fisicamente: músculo dorsal maior, músculo romboide, músculos serrátil póstero-superior e póstero-inferior, fáscia toracolombar.

Ligado ao plexo solar (emocional).

3. A PARTE INFERIOR DAS COSTAS está relacionada com: o sistema urogenital.

Fisicamente: músculo oblíquo, quadrado lombar, fáscia glútea, músculo glúteo médio, músculo glúteo máximo, músculos multífidos, fáscia lombossacra.

Ligado ao sistema de eliminação.

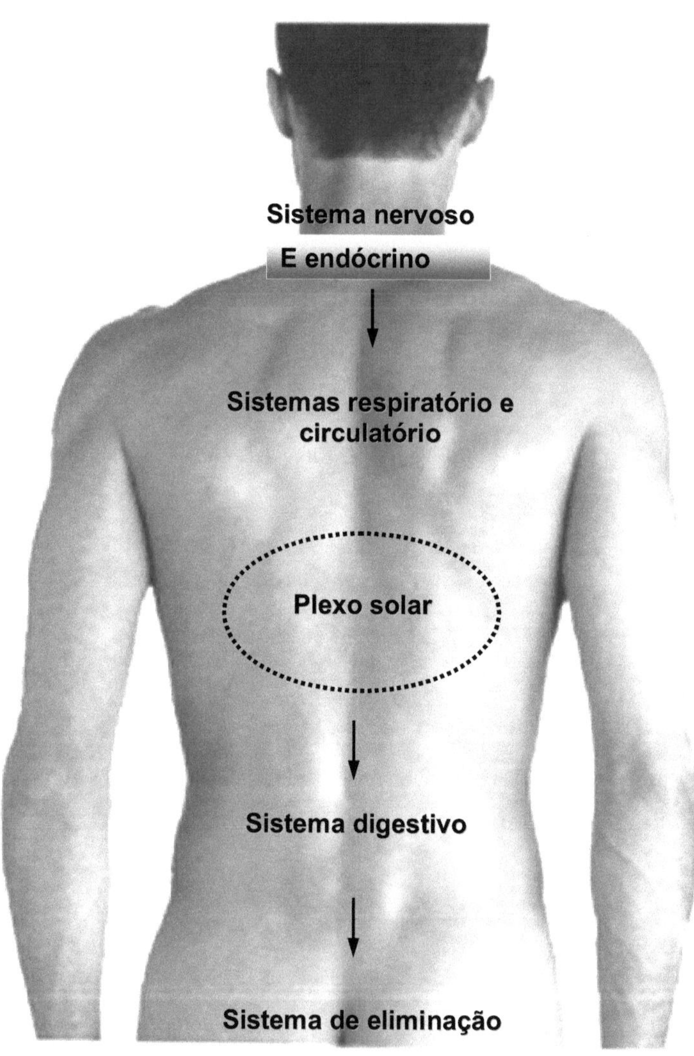

Sistema nervoso
E endócrino
Sistemas respiratório e circulatório
Plexo solar
Sistema digestivo
Sistema de eliminação

<u>**Zonas reflexas nas costas ligadas a órgãos e glândulas**</u>

PARTE SUPERIOR DAS COSTAS :

Cérebro, glândulas tiroide e paratiroide, laringe, faringe, vértebras cervicais, ombros, cotovelos, braços, trapézio.

O MEIO DAS COSTAS :

Pulmões, coração, timo, esófago, estômago, intestinos grosso e delgado, cólon, fígado, vesícula biliar, pâncreas, baço, apêndice, vértebras dorsais e lombares.

PARTE INFERIOR DAS COSTAS :

Glândulas supra-renais, rins, ureter, bexiga e órgãos geniturinários, cólon e reto.

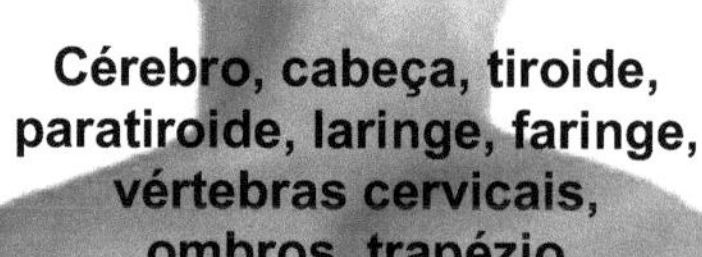

Cérebro, cabeça, tiroide, paratiroide, laringe, faringe, vértebras cervicais, ombros, trapézio
Pulmões, coração, timo, esterno, esófago, estômago, diafragma, vértebras dorsais
Rins, glândulas supra-renais, intestino delgado, intestino grosso, cólon, vesícula biliar, fígado, pâncreas, baço, vértebras lombares
Cólon, reto, órgãos reprodutores, bexiga, Sacro e cóccix

Estudos de casos

Desde 2015, tenho participado em conferências científicas (AMEC, GETCOP, ICEPS, NPIS) onde apresento a nossa investigação e estudos observacionais.

[18]No colóquio "*3rd GETCOP Thematic Days - Chronic lumbago and manual therapies*", realizado em 18 e 19 de junho de 2021 em Nancy, apresentei três posters, que se encontram abaixo.

[er]1 cartaz intitulado :

Lombalgia crónica e técnicas de reflexo conectivo, periosteal e viscerocutâneo (*contribuição osteopática para a reflexologia*)®

Introdução

Várias centenas de pessoas de ambos os sexos, sem diagnóstico clínico nem contraindicação para a massagem reflexa das costas, foram tratadas de lombalgias e acompanhadas em consultórios de reflexologia desde 2002. A maioria sofria de ansiedade, de lombalgias e de lombalgias crónicas devidas ao stress.

Os factores psicológicos, incluindo o stress emocional, podem predispor, precipitar ou agravar a dor lombar. Favorecem o aparecimento da cronicidade e fazem parte dos indicadores psicossociais conhecidos como "bandeiras amarelas".

---

[18] Lombalgia crónica e terapias manuais - 3ªs Jornadas Temáticas do GETCOP GETCOP - Groupe d'Évaluation des Thérapies Complémentaires Personnalisées (Grupo de Avaliação das Terapias Complementares Personalizadas) % %

O método aplicado

Base teórica

As técnicas de reflexo conjuntival, periosteal e viscerocutâneo têm como objetivo :

> reduzir a hiperatividade simpática nas perturbações funcionais, dores articulares e musculares, etc.

> drenar tecido conjuntivo

> restaurar e manter a homeostase metabólica.

Método

Técnicas de reflexo conjuntivo, periosteal e viscerocutâneo (massagem reflexa do tecido conjuntivo do dorso).

O stress provoca uma hiperfunção do sistema nervoso e uma hipertonia do sistema músculo-esquelético, nomeadamente nas costas. O dorso é uma zona hipersensível à estimulação reflexa e está ligado aos dermátomos. A estimulação dos receptores musculares e ligamentares das diferentes camadas musculares do dorso, bem como dos diferentes corpúsculos cutâneos, conduz ao relaxamento muscular e à secreção de hormonas do bem-estar (endorfina, dopamina, etc.).

A estimulação reflexa do tecido conjuntivo descongestiona a zona tratada localmente e actua à distância (efeito derivado).

Objetivo da investigação

Avaliar os resultados de uma prática de reflexologia de uma forma mais objetiva do que a satisfação expressa por pessoas com dores lombares.

Materiais e método

Recolhemos, caso a caso, cerca de vinte anos de observações: uma abordagem observacional no quadro e com os recursos limitados da prática quotidiana numa clínica de reflexologia.

Protocolo e procedimento

Inquérito de observação efectuado por mim e por pessoas formadas no meu método (cerca de 200 praticantes).

Uma média de três a cinco sessões de massagem reflexa do tecido conjuntivo do dorso foram efectuadas uma vez por mês.

Critérios de avaliação dos resultados

Escalas de avaliação da dor e do stress, antes e depois do tratamento dos reflexos dorsais. Foram igualmente tiradas fotografias para acompanhar a evolução e as alterações dos tecidos do dorso, bem como as diferentes reacções cutâneas locais: rubefacções, protuberâncias, etc.

Resultados / Discussão

De uma sessão para a outra, observámos e notámos um maior relaxamento dos tecidos, menos dor, menos fadiga, uma diminuição significativa da tensão nervosa, bem como alterações musculares e posturais que produziram uma maior sensação de bem-estar. Isto também teve um impacto positivo na mente, com uma melhor gestão da dor e das emoções.

Conclusão

Este conjunto de observações sugere que a massagem reflexa das costas é uma indicação interessante para o tratamento das dores lombares causadas pelo stress emocional.

<u>2 cartazes intitulados</u> :

O contributo das técnicas de reflexo para as costas no apoio a uma pessoa fragilizada pelo luto

Introdução :

O luto é uma reação e um sentimento de tristeza vividos após a morte de um ente querido. Frequentemente associado ao sofrimento e ao stress emocional, este estado provoca uma hiperfunção do sistema nervoso simpático, uma hipertonia do sistema músculo-esquelético e, em particular, uma grande tensão nas costas. As técnicas de reflexo para as costas provocam alterações nos tecidos, nos músculos e na postura, para além de acalmarem as emoções.

Método :

Técnicas de reflexo conjuntivo, periosteal e viscerocutâneo (massagem reflexa do tecido conjuntivo do dorso).

Estudo de caso :

A Sra. V.G., 38 anos, recebeu seis sessões de outubro de 2009 a abril de 2010, na sequência de um choque emocional (morte da mãe). Queixava-se de dores e rigidez nas costas, semelhante a uma "barra" na região lombar, com uma sobrecarga emocional não expressa e reprimida. As costas estão congestionadas, ligeiramente inchadas, com uma coloração mais avermelhada, e a pele é sensível ao toque. Não tem diagnóstico clínico nem contra-indicações para as técnicas de reflexo dorsal.

Número de sessões de massagem de reflexos dorsais: 6.

Uma sessão por mês, exceto em fevereiro.

1. 10/10/2009
2. 07/11/2009
3. 05/12/2009
4. 09/01/2010
5. 13/03/2010
6. 10/04/2010

Resultados :

Foram tiradas fotografias antes e depois do tratamento do reflexo dorsal para comparar a evolução e as alterações teciduais do dorso, bem como as diferentes reacções cutâneas locais: rubefacções, protuberâncias, etc.

Ao longo das sessões, as suas costas mudaram de aspeto e de textura, tanto a nível físico (alterações significativas do tecido conjuntivo, *"umas costas que esvaziavam, que respiravam"*, como diz V.G.) como a nível psicológico (libertação progressiva do seu estado emocional, sensação de se ter esvaziado, de se ter libertado de um *"peso pesado"*...).

Objeto: V.G. (38 anos, sexo F)

Protocolo: MASSAGEM REFLEXO DORSAL

1 sessão   **6 sessões**

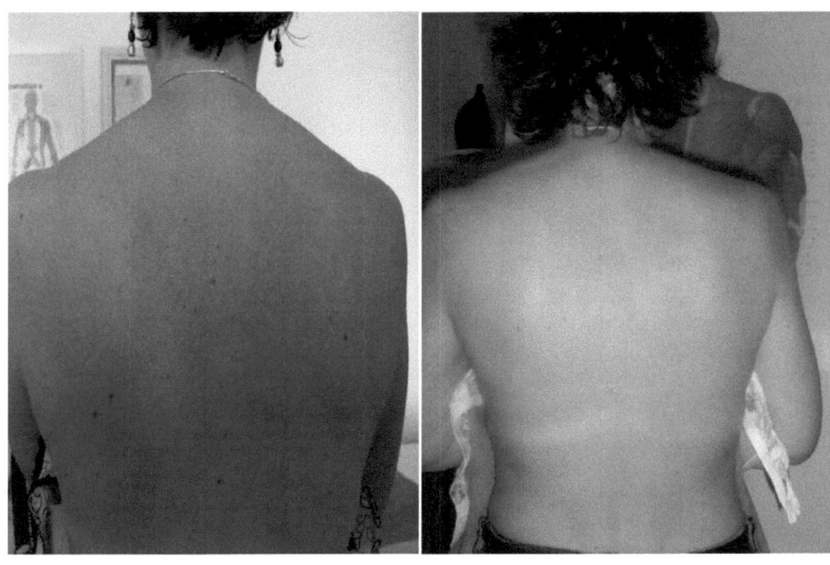

ANTES   **DEPOIS**

Conclusão:

As massagens reflexas regulares provocaram alterações nos tecidos, nos músculos e na postura do sujeito. Verificou-se também um impacto positivo na mente e uma melhor gestão da dor e das emoções.

A contribuição das técnicas de reflexo dorsal para o tratamento da dor em pessoas com doença discal

Introdução :

A.B. sofre de doença discal degenerativa L5-S1 de tempos a tempos, tal como revelado pela ressonância magnética. O esforço excessivo, como o transporte de cargas pesadas, pode desencadear dores e provocar um "ataque agudo".

Método :

Técnicas de reflexo conjuntivo, periosteal e viscerocutâneo (massagem reflexa do tecido conjuntivo do dorso).

Estudo de caso :

A Sra. A.B., de 23 anos, recebeu cinco sessões (uma sessão por dia), durante uma semana, na sequência do "reaparecimento" de dores nas costas causadas pelo transporte de cargas pesadas (trabalho manual temporário num grande centro comercial).

Escala visual analógica: Utilização da escala VAS antes e depois do tratamento do reflexo dorsal. Esta escala mede a intensidade da dor numa escala de 0 a 10.

Resultados :

Objeto: A.B. (23 anos, sexo F)

Protocolo: MASSAGEM REFLEXO DORSAL

	data	Nível de dor ANTES	Nível de dor DEPOIS
1ª sessão	02/04/2021	9	8
2ª sessão	03/04/2021	8	5
3ª sessão	04/04/2021	5	4
4ª sessão	05/04/2021	4	3
5ª sessão	13/04/2021	2	1

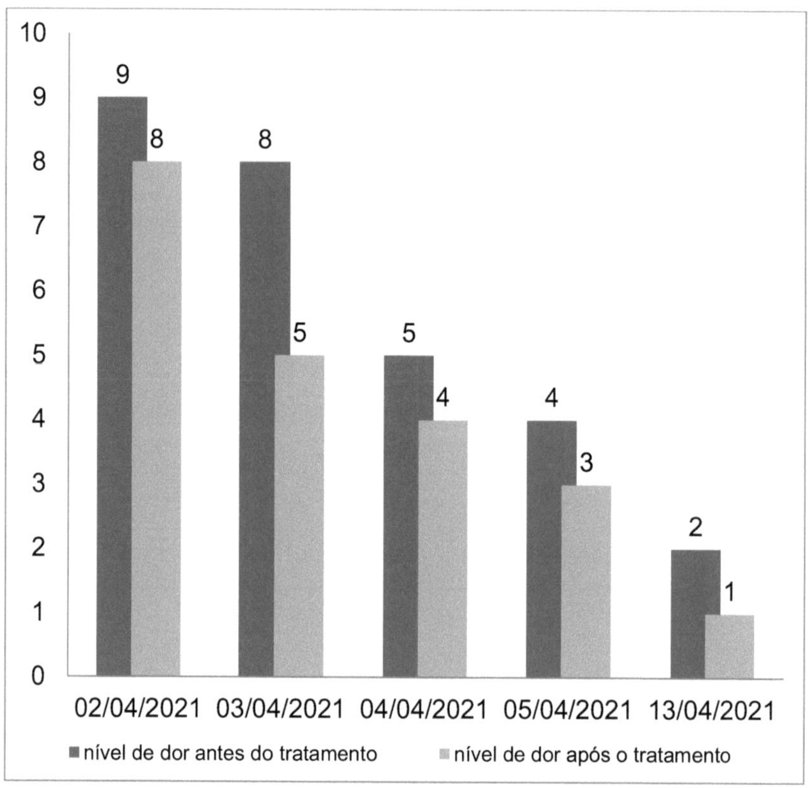

Excecionalmente, segui a disciplina de A.B. durante 4 dias de filiação. Espaçámos a 5ª (última) sessão, mas, no conjunto, as cinco sessões foram muito próximas umas das outras.

Regra geral, as sessões de massagem de reflexos dorsais podem ser propostas de 3 em 3 semanas. Este é um ritmo que permite acompanhar a evolução e as transformações progressivas do tecido conjuntivo das costas.

Os resultados são muitas vezes imediatos a partir da primeira sessão (menos congestão dos tecidos, menos tensão, menos dor, etc.).

As pessoas sentem-se aliviadas, respiram mais facilmente e têm o diafragma mais cheio. Dizem que sentem que lhes foi retirado um peso, que lhes foi retirado um fardo, e que se sentem mais calmas e serenas.

***

Estes cartazes foram publicados na revista HEGEL e divulgados na plataforma CAIRN.INFO.
➢ A contribuição das técnicas de reflexo dorsal para o tratamento da dor em pessoas com doença discal
https://www.cairn.info/revue-hegel-2021-3-page-288.htm
➢ Lombalgia crónica e técnicas de reflexo conectivo, periosteal e viscerocutâneo
https://www.cairn.info/revue-hegel-2021-3-page-293.htm

Sujeito L.M. (50 anos, sexo F)
Protocolo: MASSAGEM DE REFLEXO DORSAL
Apenas 1 sessão foi efectuada em 24/02/2022

O verso ANTES da sessão

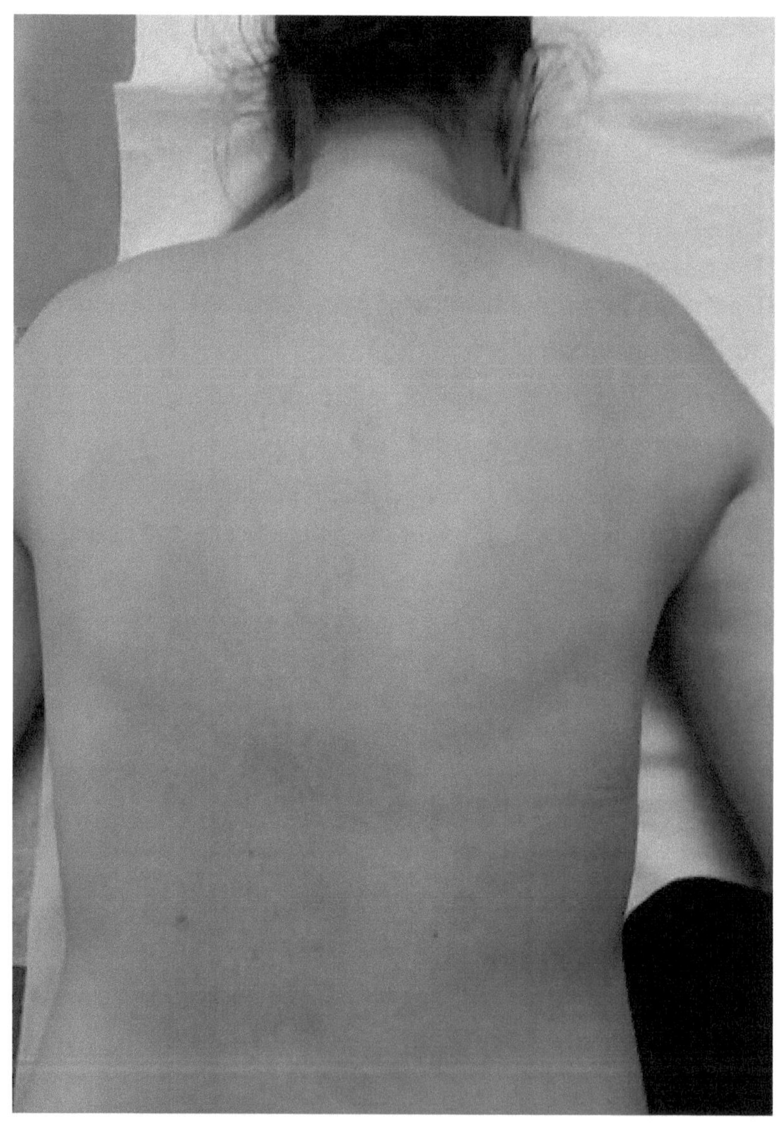

Após 30 minutos de massagem dorsal reflexa, verificou-se uma mudança significativa na parte superior das costas, um "esvaziamento" do tecido entre as omoplatas. E um "emagrecimento" da cintura.

O verso DEPOIS da sessão

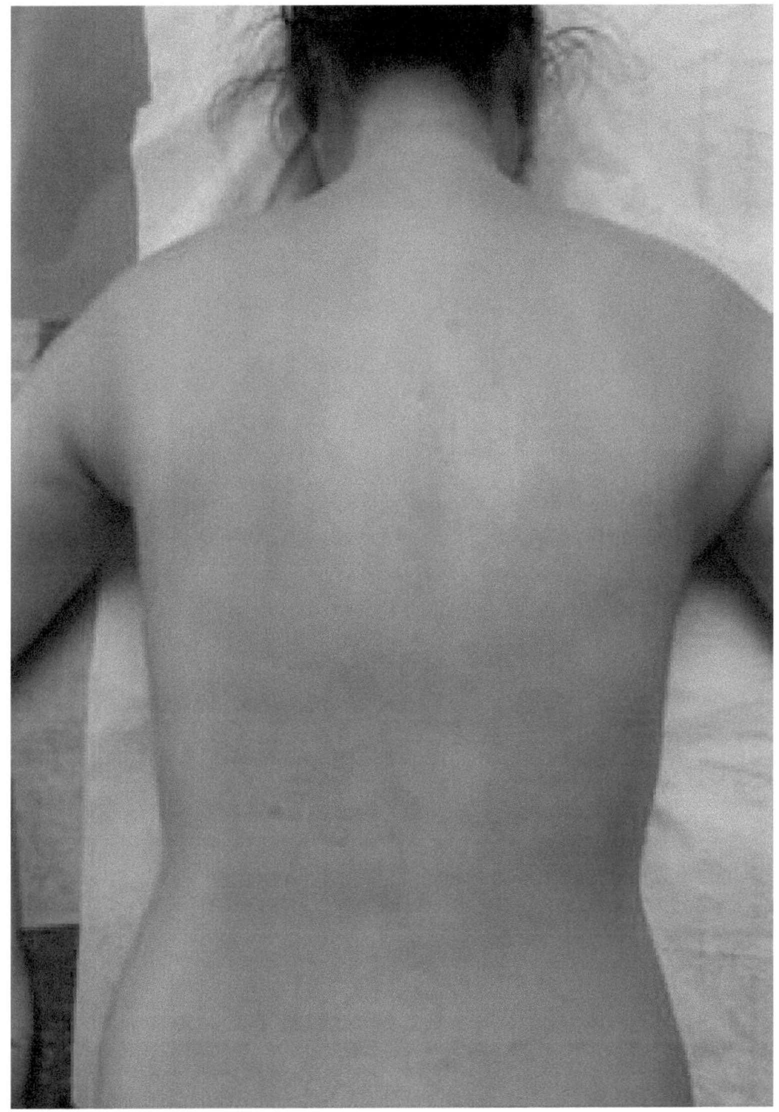

CONTINUAÇÃO DA FOTOGRAFIA

Sujeito L.M. (50 anos, sexo F)

Protocolo: MASSAGEM DE REFLEXO DORSAL

Apenas 1 sessão foi efectuada em 24/02/2022

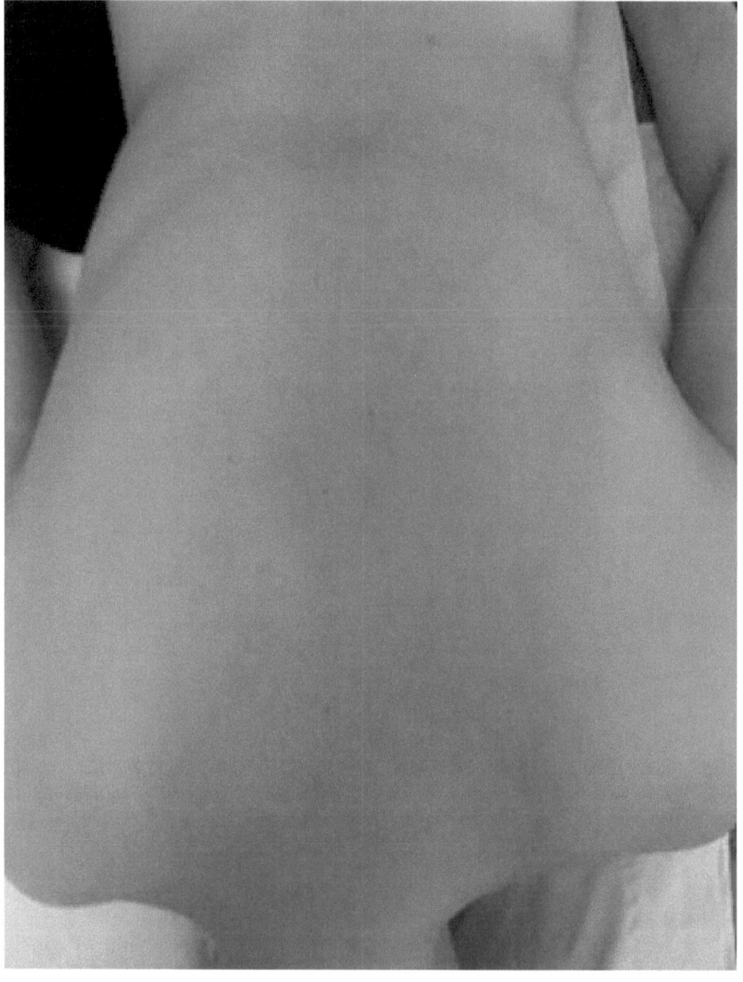

Após 30 minutos de massagem de reflexos nas costas, as costas ficaram mais finas, como se tivessem sido alongadas. Na fotografia, pode ver-se uma melhor adaptação e simetria na cintura, em direção à parte inferior das costas.

O verso DEPOIS da sessão

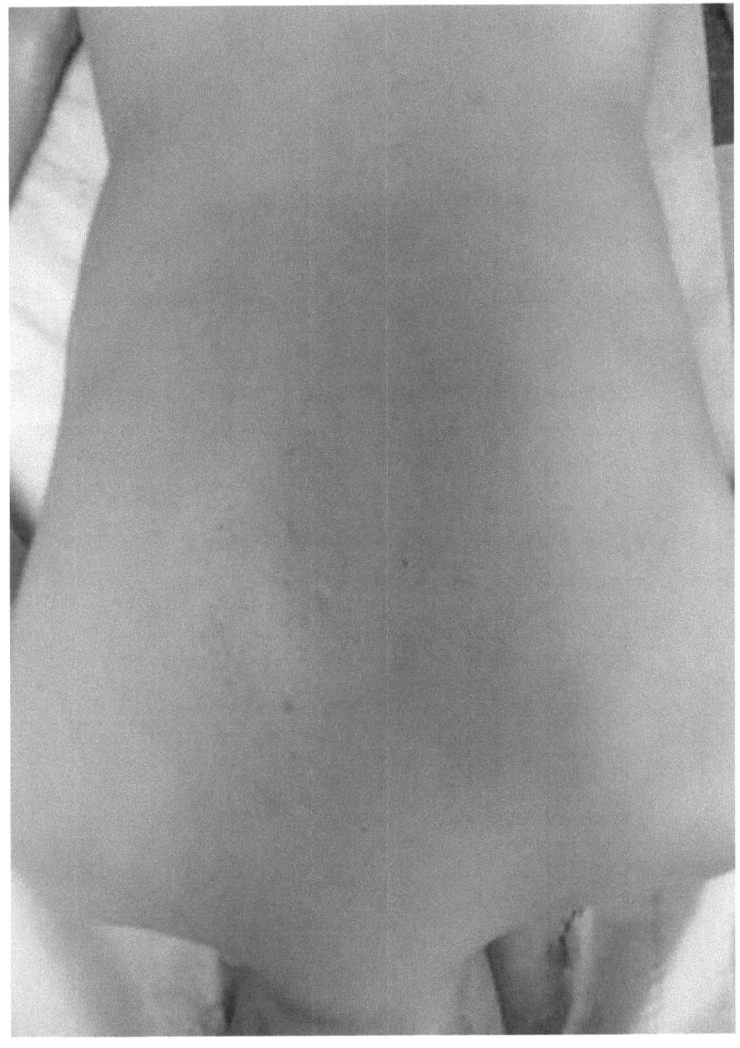

Protocolo - massagem dorsal reflexa

Antes de começar

- Para praticar corretamente o relaxamento dos reflexos dorsais, é aconselhável ter um conhecimento mínimo da anatomia e da fisiologia do corpo humano e uma experiência do toque reflexo.

- Respeite os seus limites e não faça diagnósticos médicos.

- Efetuar um breve check-up, perguntando à pessoa sobre o seu estado de saúde e os seus antecedentes (doença, operação, cicatrizes, medicamentos tomados, tratamentos em curso, etc.).

- Evitar praticar em pessoas que sofram de doenças graves (ou que estejam a fazer quimioterapia).

- Por precaução, e se for necessário, encaminhar a pessoa para o seu médico de família ou qualquer outro terapeuta (fisioterapeuta ou osteopata).

- Se for a primeira vez, explique que o relaxamento reflexo das costas relaxa o corpo e elimina as toxinas dos tecidos.

- Avisar a pessoa de que é necessário beber muita água após a sessão para estimular ainda mais o processo de eliminação de toxinas.

- Informe-os de que poderão sentir-se um pouco cansados ou doridos após a sessão.

- É aconselhável descansar após a sessão.

- Certifique-se de que o indivíduo retirou o cinto e as jóias (colares, pulseiras, relógio, etc.).

- Certifique-se de que a pessoa pode deitar-se de barriga para baixo para beneficiar da sessão.

- Certifique-se de que o quarto está à temperatura correta. Um quarto frio não é propício ao relaxamento.

- A sessão decorre num ambiente calmo e pode ser acompanhada por uma música suave e agradável.

- Mantenha à mão um frasco de óleo para aplicação, toalhetes e um cobertor para cobrir a pessoa.

- Deve estar calmo e relaxado. Sem anéis ou pulseiras, com as unhas limpas e bem cortadas, e vestido confortavelmente para a sessão.

- A sessão pode durar de 20 a 30 minutos no máximo, os movimentos são firmes e suaves, amplos e profundos.

- Após a sessão de relaxamento dos reflexos dorsais, pode prosseguir com outras técnicas de relaxamento dos reflexos (plantar, palmar, facial ou auricular).

<u>NOTA</u> :

O estudo e o conhecimento dos principais sistemas do corpo humano são essenciais para a prática e para a aquisição de uma melhor compreensão física e fisiológica do metabolismo.

Para uma melhor aplicação do protocolo e do método, e para dominar o toque reflexo, recomenda-se seguir o ensino oferecido no Centro de Formação Elisabeth Breton.

Protocolo de massagem dorsal reflexa (método Elisabeth Breton)

Primeira manobra

O contacto com a pessoa é feito através de um alisamento completo das costas, primeiro a seco e depois com a aplicação de óleo de massagem.

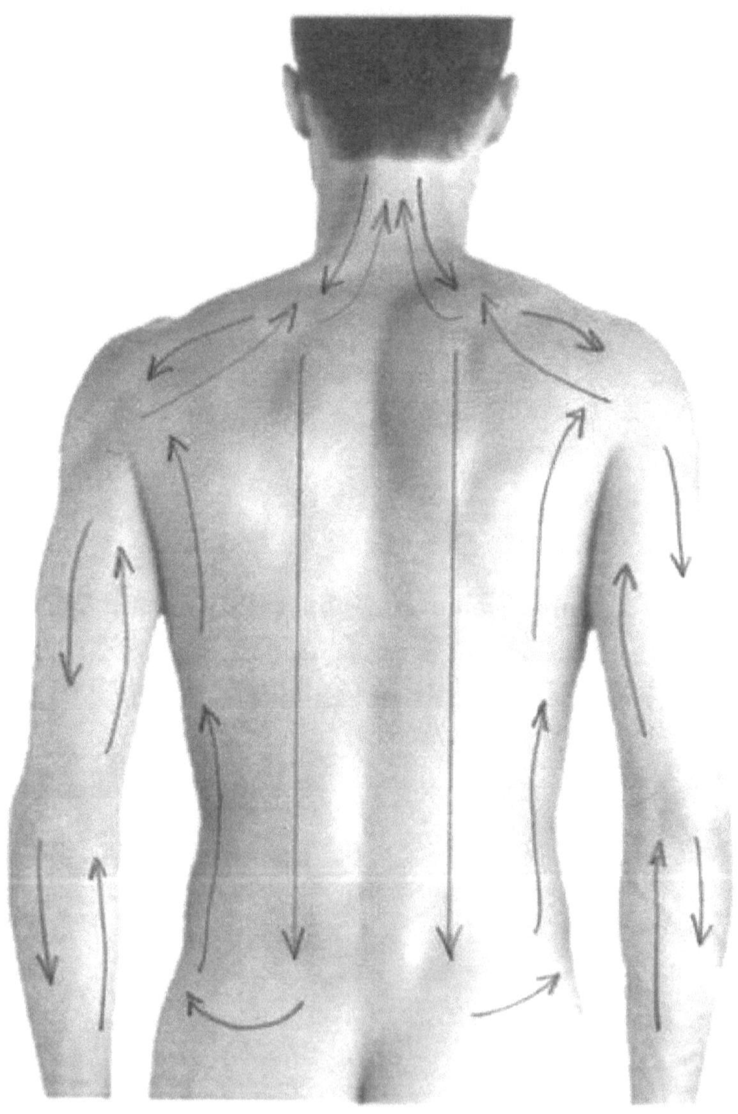

Segunda manobra
Alisar um lado das costas, depois o outro, passando pelo braço até ao
polegar. Manobra da parte inferior das costas (quadrado lombar) para
cima (elevação da omoplata), de um lado e depois do outro.

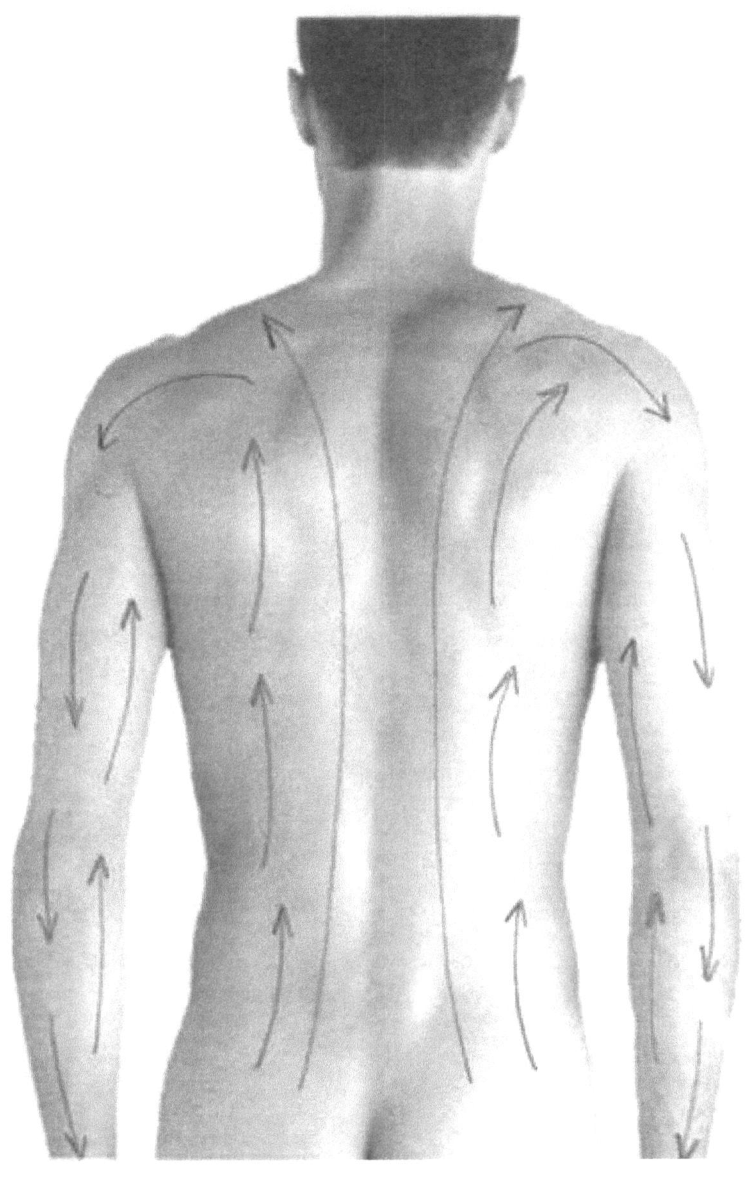

Terceira manobra

Grande movimento de alisamento completo das costas. Como o primeiro movimento. Manobras de cima (a partir da nuca) para baixo (sacro).

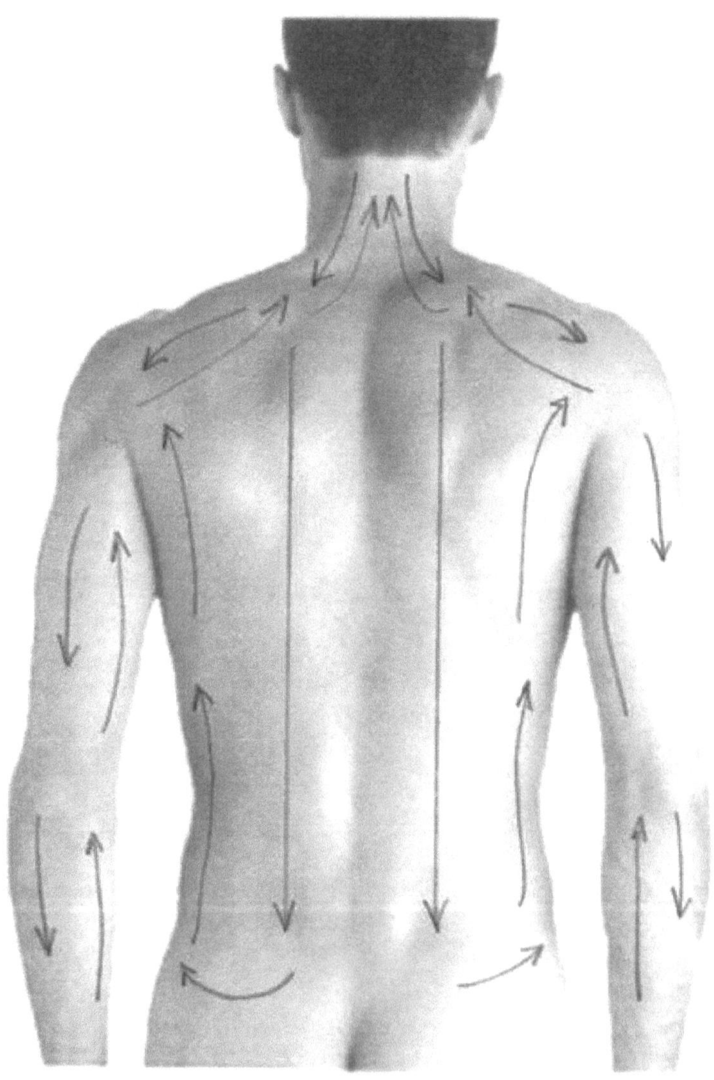

Quarta manobra

Efetuar um "descolamento suave" do tecido conjuntivo, descendo simultaneamente e de ambos os lados da coluna vertebral.

Relaxamento dos músculos esplénicos da cabeça e do pescoço, do trapézio, do longo dorsal, dos músculos multifidus, da espinha dorsal transversal.

Relaxamento da fáscia toracolombar e da fáscia lombossacra.

Em sentido ascendente, a partir de baixo, agarrar os bordos exteriores do corpo.

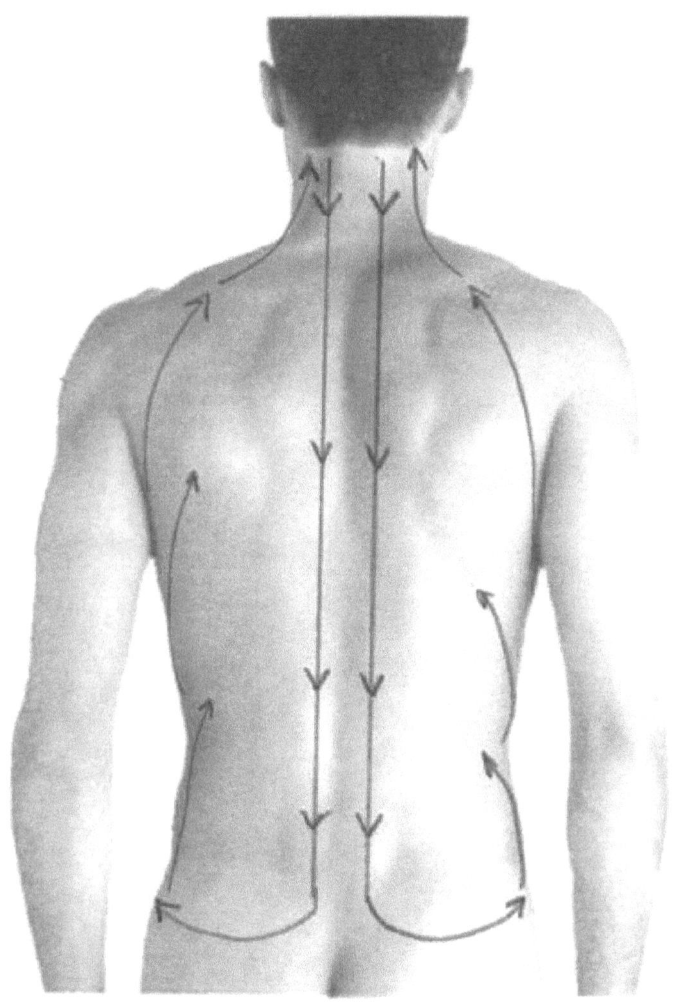

Quinta manobra
Repetição do primeiro andamento (como o terceiro).
Ótimo alisamento das costas.

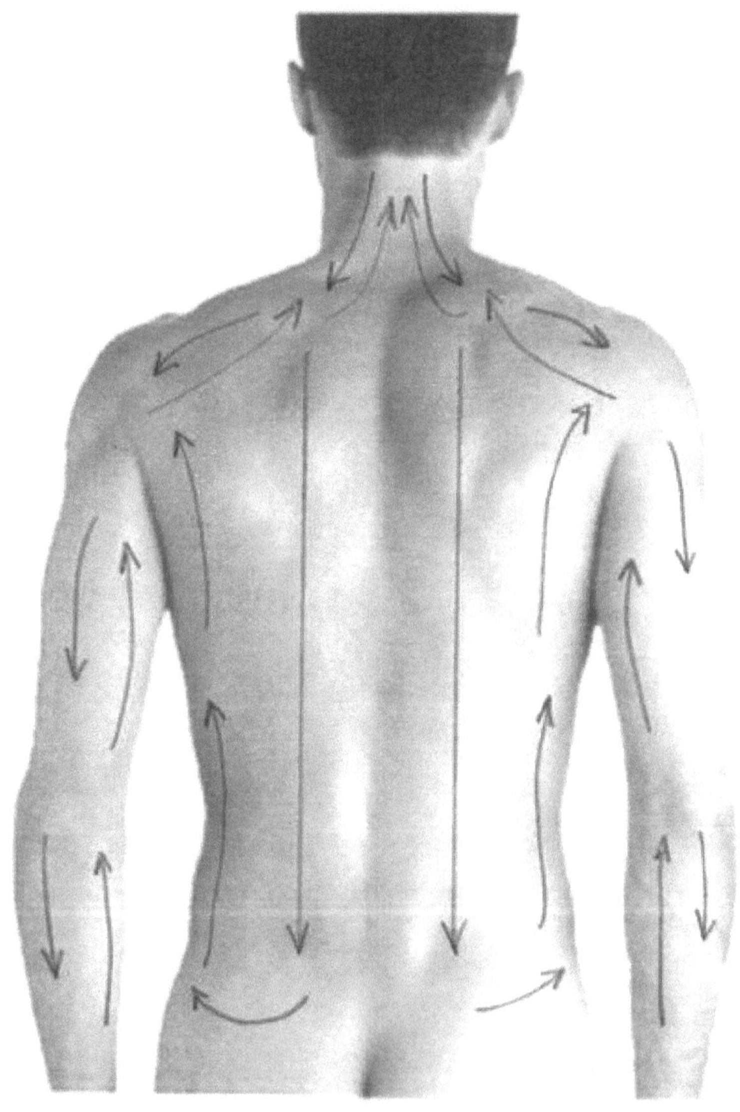

Sexta manobra
Trabalhar a parte superior das costas (drenagem da cintura escapular: ombros, omoplatas, trapézio). Em seguida, as costelas (os espaços intercostais), depois os músculos lombares quadrados, os músculos oblíquos, o flanco, e subir com pequenos movimentos de rotação, da bacia em direção à nuca, o bordo de um lado, depois aplicar as mesmas manobras no outro lado.

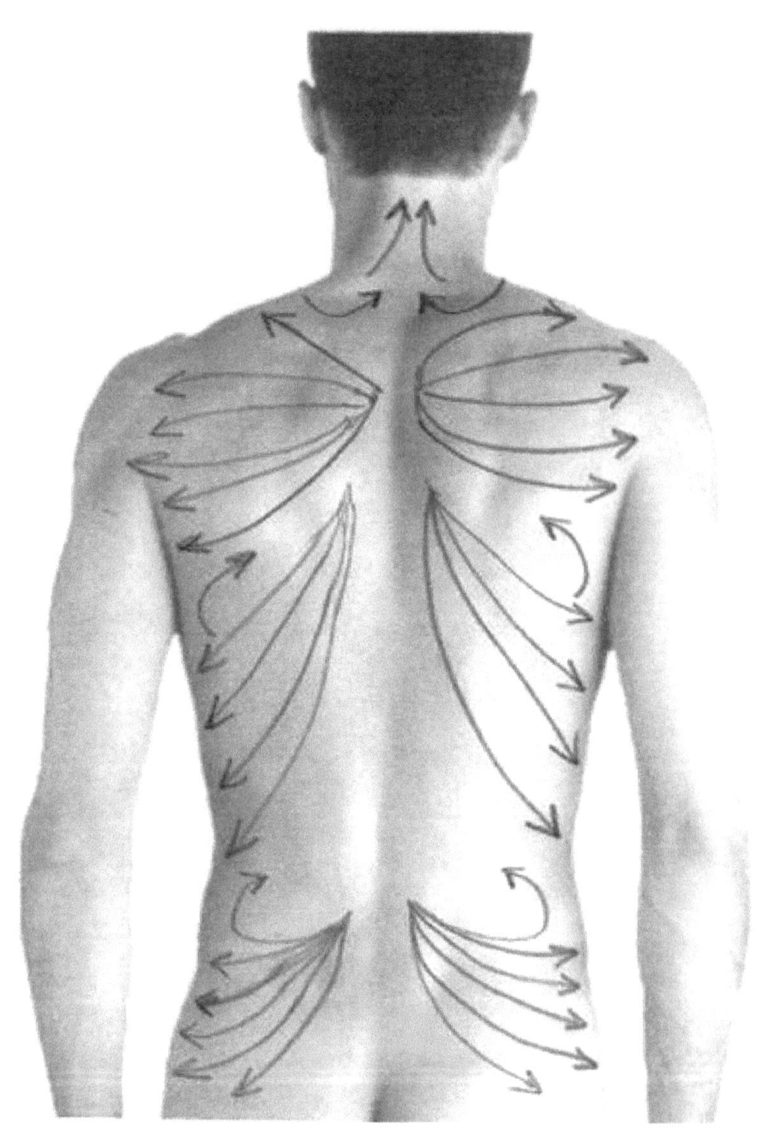

Sétima manobra

Repetição do primeiro andamento (como o 3º e o 5º).
Ótimo alisamento das costas.

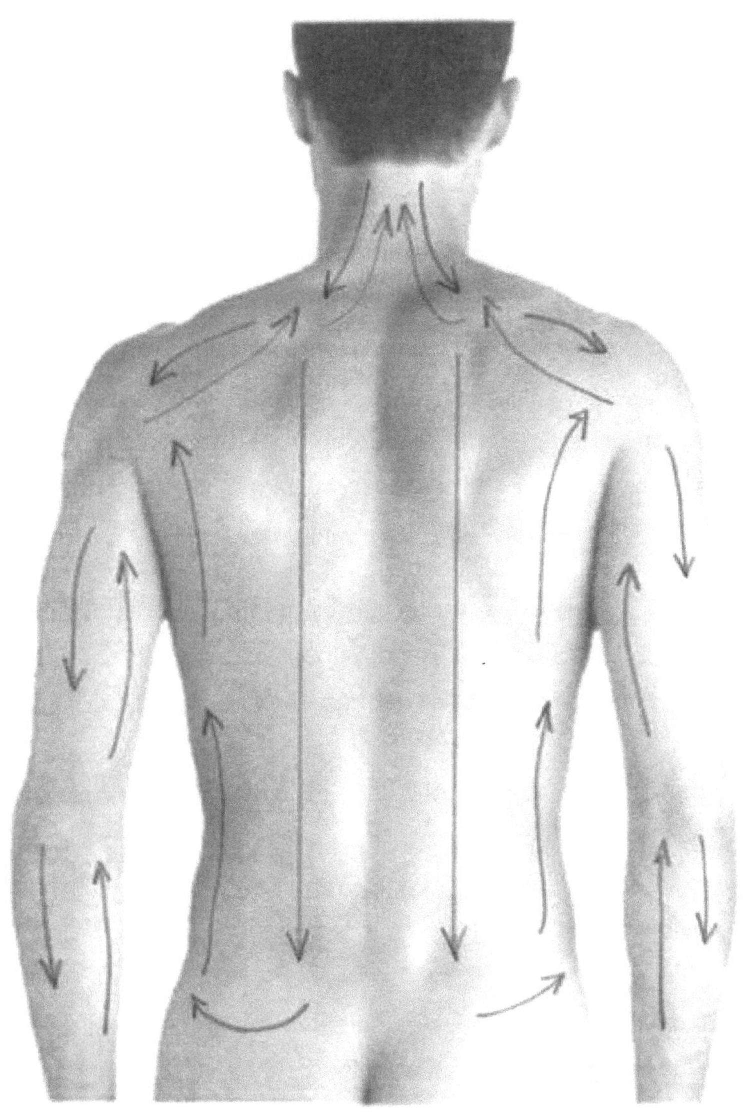

<u>**Último movimento**</u>

Cobrir a pessoa e fazer uma ligeira pressão nas suas costas.
Colocar uma mão sobre a nuca/tendão do trapézio (plexo cervical) e a outra sobre o sacro (plexo sacral).
Permaneça assim durante alguns minutos.
Em seguida, aplique uma ligeira pressão à volta do corpo.

***

<u>**Nota aos leitores**</u>

As informações fornecidas neste livro não constituem, de forma alguma, uma recomendação de tratamento (preventivo ou curativo), uma prescrição ou um diagnóstico, nem devem ser consideradas como tal. Em caso de mal-estar ou doença grave, deve consultar previamente um médico ou um profissional de saúde capaz de avaliar corretamente o seu estado de saúde. As sessões de massagem de reflexologia destinam-se exclusivamente ao relaxamento e ao bem-estar.

As informações fornecidas neste livro têm um carácter meramente informativo. Não substituem de modo algum os cursos propostos pelo Centro de Formação Elisabeth Breton no âmbito da formação profissional.
É importante seguir uma formação centrada no apoio e no cuidado das pessoas que utilizam técnicas de reflexo, a fim de obter as qualificações profissionais necessárias para exercer a profissão de relaxologista e/ou reflexologista.

Os protocolos de relaxamento e/ou de estimulação reflexa que figuram neste manual são o fruto de um trabalho de vários anos e baseiam-se na experiência e no intercâmbio de práticas dos profissionais formados no Centro de Formação Elisabeth Breton.

Indicações e contra-indicações

Indicações:

- Relaxa os tecidos, os músculos e os nervos, libertando a tensão.
- Melhora a microcirculação sanguínea.
- Drenagem dos tecidos e eliminação de toxinas.
- Aumento dos níveis de endorfinas e melhoria dos impulsos nervosos.
- Libertação do stress emocional.

Contra-indicações:

- Infeção grave e doença acompanhada de febre alta
- Processo inflamatório que afecta o sistema venoso e linfático
- Gravidez de risco, os primeiros 3 meses de gravidez
- Cancro (risco de surtos dispersos)
- Utilizadores de pacemakers ou stants

Ter cuidado com as pessoas frágeis: crianças, grávidas e idosos.

CONCLUSÃO

Hoje em dia, os problemas de saúde estão frequentemente ligados ao **stress**. Uma pessoa bem descansada sofre menos de cansaço e fadiga e é menos sensível ao stress.

Quanto mais sensíveis as nossas mãos se tornam, mais nos apercebemos de que os músculos saudáveis são elásticos, flexíveis, macios, quentes e vivos, ao passo que um músculo tenso é mais duro, mais seco, mais frio e mais denso ao toque.

A massagem reflexa das costas provoca gradualmente um relaxamento geral de todas as camadas musculares, do nível superficial ao profundo, e liberta o stress emocional acumulado no tecido conjuntivo das costas, reduzindo a tensão física e emocional.

** Estes serviços não são de natureza médica e não se destinam de forma alguma a substituir um tratamento médico ou a prescrição de medicamentos.*

** As sessões não substituem os tratamentos efectuados por fisioterapeutas ou osteopatas.*

** As sessões destinam-se exclusivamente à prevenção e gestão do stress, ao relaxamento e ao bem-estar.*

BIOGRAFIA DO AUTOR

Elisabeth Breton, criminóloga de formação, trabalha no domínio da prevenção, da gestão do stress e do bem-estar pessoal desde 2001. Especializada em técnicas de relaxamento e de estimulação reflexa derivadas da osteopatia, propõe cursos de formação de relaxologista e de reflexologista.

[19]Em 2015, o seu centro de formação tornou-se o primeiro certificador da qualificação de reflexologia RNCP (Répertoire national des certifications professionnelles).

[20]Elisabeth Breton é co-fundadora da Collégiale des fédérations et des syndicats de réflexologie .

[21]Em 2023, iniciou o projeto de norma AFNOR sobre a qualidade do serviço de reflexologia .

Elisabeth Breton é presidente da associação "La Fontaine du Bien-être" e membro da associação :

- ➢ a Associação da Dor e do Doente Doloroso (LDPD)
- ➢ a Associação de Reflexologistas da RNCP (ARRNCP),
- ➢ da Rede de Cidadãos da Agência MCA (RC-AMCA)
- ➢ o Grupo de Avaliação das Terapias Complementares Personalizadas (GETCOP)
- ➢ da Câmara dos Profissionais de Saúde Sustentáveis
- ➢ da Association Française de Criminologie e da Association Internationale des Criminologues de Langue Française.

---

[19] Despacho de 17 de julho de 2015 que prevê o registo no registo nacional de certificações profissionais - Légifrance (legifrance.gouv.fr)

[20] Collegiale des Fédérations & Syndicats de la Réflexologie - Juntos para ir mais longe (collegiale-federations-syndicats-reflexologie.com)

[21] Estrutura AFNOR/S99R | Norm'Info

Elisabeth Breton é especialista em :

➢ Gestão do stress e da ansiedade, no SYMBIOFI (Auto-terapia
emocional interactiva, soluções inovadoras para o stress), parceiro
do Centro Hospitalar Universitário de Lille

➢ Gestão do stress médico, na AEMI (Academia Europeia de
Medicina Integrativa).

Desde 2015, tem participado nas conferências científicas de:

➢ Congresso Europeu de Medicina Antienvelhecimento (AMEC)

➢ Grupo de   Avaliação das   Terapias Complementares
Personalizadas (GETCOP)

➢ Intervenções não medicamentosas (ICEPS, NPIS)

 Elisabeth Breton é coautora e autora de vários livros sobre reflexologia
e stress.

BIBLIOGRAFIA

Amoyel J. " La médecine manuelle", Edições Dangles, 1989.

Breton E., Réflexologie pour la forme et le bien-être, Editions Vie, 2014.

Breton E., Reflexologia facial e craniana, Editions Vie, 2015.

Breton E., Réflexologie, un vrai remède au stress, Editions Vie, 2015.

Breton E., Valéro J., Le stress, ça vous parle? Compreender a sua história e os seus mecanismos, Edições Vie, 2021.

Breton E, Valéro J., Réflexologie et troubles fonctionnels, DUNOD, 2022.

Eschalier I., La fasciathérapie - Une nouvelle méthode pour le bien-être ", Edition Point d'Appui.

Richard R., Techniques réflexes conjonctives, périostées et dermalgies viscéro cutanées, Richard's Osteopathic Research Institute (RORI) 2001.

<u>SITOGRAFIA</u>

Centro de Formação Elisabeth Breton

www.reflexobreton.fr

Associação La Fontaine du Bien-être

http://www.fontainedubienetre.fr/

A dor e a associação de doentes com dor

http://www.la-douleur-et-le-patient-douloureux.fr/Accueil/accueil.php

Associação de Reflexologistas da RNCP (ARRNCP)

https://www.reflexologues-rncp.com/

Colégio das Federações e dos Sindicatos da Reflexologia

https://collegiale-federations-syndicats-reflexologie.com/

Rede Cidadã-Agência de Medicina Complementar e Adaptada

https://www.agencemca.fr/

Gabinete Nacional de Informação sobre a Educação e as Profissões
(ONISEP)

https://www.onisep.fr

SOCIEDADE DE INTERVENÇÃO NÃO-FARMACOLÓGICA (SIPF)

https://npisociety.org/

Grupo de Avaliação das Terapias Complementares Personalizadas

http://congres-therapiescomplementaires.org/getcop_home.php

A Câmara das Profissões de Saúde Sustentáveis
http://www.chambre-professions-sante-durable.fr/

Prevenção e gestão do stress https://www.preventiongestionstress.com/

Psycho&Bien-être, Portal de Psico, Saúde e Bem-estar
http://www.psycho-bien-etre.be/bien-etre/reflexologie

Tratamento do stress: novas ferramentas, novas abordagens
www.symbiofi.com

HANTONE® - Apoio a pessoas vulneráveis https://www.hantone.fr/

ReflexoXP Software - Página inicial - ReflexoXP

Le Point Réflexe - Revista
https://www.reflexesante.ch/magazine

ICAMAR - Revista médica sobre a auriculoterapia e a acupressão
auricular
http://www.icamar.org

HEGEL - Revista científica e médica
https://www.cairn.info/revue-hegel.htm

CAIRN.INFO - Biblioteca digital em ciências humanas e sociais
Bem-vindo | Cairn.info
NUMETIK AVOCATS
https://www.numetik-avocats.fr/

UPGCS

União para a Prevenção e Gestão das Crises de Saúde

UPGCS HEALTH ALERT - Alertas de crise de saúde da UPGCS

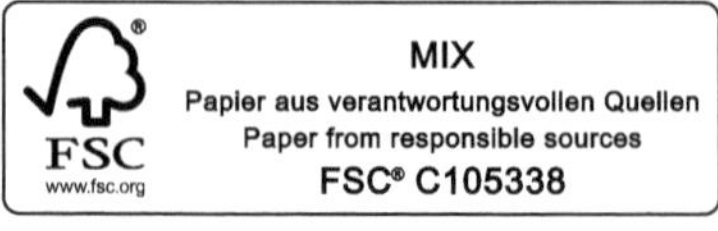

Printed by Books on Demand GmbH, Norderstedt / Germany